天然食材养生宝典
上海市优秀科普作家获奖科普作品

天然食材养生宝典——家禽兽肉

张志华　主编

科学出版社
北京

内 容 简 介

　　家禽兽肉是人们餐桌上常见的食品,其营养丰富,能增强体质,提高抗御疾病的能力,是自古以来我国民间用来养生保健、防治疾病的食疗佳品。本书以中医学"医食同源"、"药食同源"为依据,叙述了常见家禽兽肉的食疗功效,如鸡肉、鸭肉、鹌鹑、猪肉、牛肉、羊肉等,同时以生动的笔法讲述了与家禽兽肉相关的文化知识,赋予了养生保健类作品丰富的人文内涵。

图书在版编目(CIP)数据

家禽兽肉/张志华主编.—北京:科学出版社,
2016.9
　(天然食材养生宝典)
　ISBN 978 - 7 - 03 - 049797 - 0

　Ⅰ.①家…　Ⅱ.①张…　Ⅲ.①肉类—食物养生　Ⅳ.
①R247.1

中国版本图书馆 CIP 数据核字(2016)第 210722 号

责任编辑:朱　灵
责任印制:谭宏宇/封面设计:殷　靓

科 学 出 版 社 出版

北京东黄城根北街 16 号
邮政编码:100717
http://www.sciencep.com

南京展望文化发展有限公司排版
虎彩印艺股份有限公司印刷
科学出版社发行　各地新华书店经销

*

2017 年 1 月第　一　版　　开本:B5(720×1000)
2017 年 5 月第二次印刷　　印张:8 1/2
字数:129 000

定价:32.00 元
(如有印装质量问题,我社负责调换)

前言

　　家禽兽肉不仅是人们餐桌上的副食品,也是自古以来我国民间用来养生保健、防治疾病的食疗佳品。我国历代医学家把乌骨鸡视为治疗妇科疾病的"灵丹",著名的妇科良药"乌鸡白凤丸"就是以乌骨鸡为主要原料所制成的。正如李时珍在《本草纲目》中言,乌骨鸡"补虚劳,益产妇,治女人崩中带下,一切虚损诸病"。我国民间还有"喝鹅汤、吃鹅肉,一年四季不咳嗽"的谚语来表现鹅肉预防呼吸道疾病的功效。

　　据现代营养学研究表明,家禽兽肉中所富含的蛋白质,其氨基酸组成较接近人体所需氨基酸的比例,是营养价值极高的全价蛋白质。蛋白质是组成人体一切细胞、组织的重要成分,是建造和修复身体的重要原料。蛋白质缺乏在少年儿童和成年人机体中都有可能发生,尤其处于生长阶段的儿童更为敏感,会出现生长发育迟缓、营养不良、消瘦、贫血、营养性水肿等症状,使体质下降,并容易感染而继发疾病。成年人蛋白质缺乏则使代谢率下降,还会对组织器官造成一定的损害,对疾病的抵抗力大大减退,容易患上各种疾病。家禽兽肉中还含有丰富的微量元素,它们是组成人体的重要物质,参与了机体许多的新陈代谢过程,具有重要的生理及营养价值,是保持人体健康的重要物质。

　　据美国科学家研究发现,鸡汤能增强人体的免疫功能,抑制咽喉和呼吸道的炎症,对防治感冒有着一定的作用。中医学认为,鸭肉具有滋阴补虚、润肺止咳、清虚热等功效,尤其对肺结核所引起的阴虚盗汗、阴虚内热、干咳少痰、虚劳发热等症状,具有良好的食疗作用。法国专家通过临床验证发现,鹌鹑蛋对各种过敏反应有良好的抑制作用。现代药理学研究发现,羊奶可作为一种独特的"天然抗生素",这是因为羊奶中的免疫球蛋白含量很高,能增强人体的抗病能力,有效地杀灭病毒,具有类似抗生素的作用,且还不会给人体带来任何不良反应。中医学认为,牛鞭、驴鞭是"补肾壮阳"的保健食疗上品,被誉为"男人餐桌上的伟哥",对肾阳虚亏所致的男性性功能低下、体倦乏力、腰膝酸软、早泄、阳痿、遗精等患者具有良好的食疗作用。

由此可见，人们经常适量食用含有丰富营养物质的家禽兽肉、蛋类、奶类，无论对健康人或患者均有较高的营养价值，能增强人体本身的自然治愈力，具有恢复人体健康，增强抗御疾病的能力，并可排除与远离药物对机体造成的毒副反应，这对促进人体健康长寿、美容健美都有很重要的作用。

本书以中医学"医食同源"、"药食同源"为依据，表明我国历代医家都十分重视的食疗，主张"药疗"不如"食疗"。正如唐代著名医学家孙思邈在《备急千金要方》一书所说的："凡欲治疗，先以食疗，既食疗不愈，后乃用药尔。"他认为，当人们生病时，医生应该先用日常生活中的食物进行治疗，在治疗不愈的情况下，再及时用药医治。

本书所主张的"食疗"，都取自于人们日常生活中的天然动物食材（家禽兽肉、蛋类、奶类），具有取材方便，简单实用，疗效特殊，即使长期运用，也不会产生耐药性及毒副作用等诸多优点。

我国古代医书中将那些能用食物治病的医生美誉为"上工"，如《太平圣惠方》中曰："夫食能排邪而安脏腑，清神爽志以资气血，若能用食平疴，适情遣疾者，可谓上工。"读者在使用本书中所介绍的"食疗妙方"时，最好针对自己的病情向有关专家或医生咨询一下，以期达到更为安全而有效的食疗效果。

本丛书在策划、主编、写作过程中，承蒙有关颇有造诣的专家热情地指导与支持，在此表示衷心的感谢！由于水平有限，书中疏漏之处在所难免，敬请读者赐教。不胜感谢！参与本书写作的还有：谢玉艳、张质佳、于峻。

本书部分内容源于 2009 年由上海科技文献出版社出版的《家禽兽肉中的灵丹妙药》，深受广大读者的欢迎，出版仅 8 个月全部售完，不得不再加印，以供读者之需，该书曾荣获第二十三届中国华东地区科技出版社优秀科技图书二等奖，蕴涵着丰富的中华民族传统食疗的人文思想与科普创作特点深深吸引了中国台湾地区出版界人士，于 2011 年在中国台湾地区出版繁体字版本。现本书有幸得到科学出版社的青睐出版，为此表示衷心感谢！

张志华

于上海杏林书斋

目录

〔导读词〕
古代鸡的形象被神化，它是太阳的使者或传令者。
每逢农历七月初七，民间有"杀雄鸡"风俗，若无雄鸡啼鸣报晓，则牛郎织女永不分开。
古代计时简陋，雄鸡报晓成日出而作的号令，也是人们生活的时钟。
据说凤凰由雄鸡美化、神化而来。
叙述一个"闻鸡起舞"的成语典故。
鸡肉是现代营养学所青睐的高蛋白、低脂肪的健康食品。
鸡肉的菜肴花样很多，可以烹饪成"百鸡宴"。
优良品种的鸡肉才是烹饪美味佳肴的好食材。
鸡肉中富含蛋白质，比鸭肉、鹅肉多三分之一，比牛肉高3.3％。
俗话说："十年鸡头生砒霜。"故不要食用多龄鸡头。
烹饪鸡肉之前先把"鸡屁股"割除，以防误食中毒。

〔导读词〕
乌骨鸡是我国特有的药用珍禽，为"名贵食疗珍禽"。
1915年江西省哺育出世界上独一无二的泰和乌鸡，在"巴拿马万鸡大选赛"中，夺得金牌。
2002年，泰和县乌鸡蛋搭乘"神舟三号飞船"登上太空。

泰和乌鸡被认定为我国唯一"活体"的"中国驰名商标"。自古以来我国医学家认为，乌鸡集滋补、药用于一体，为历代皇宫贡品。

乌骨鸡富含具有极高营养价值的黑色素，多生于乌骨鸡的骨头之中。

将乌骨鸡骨头剁碎，用文火慢慢炖熬，让其营养物质充分炖出来，有利于人体消化吸收。

乌骨鸡富含18种氨基酸、丙种球蛋白、乌鸡黑素等营养素，具有良好的食疗作用。

〔导读词〕
鸭子有野鸭、家鸭之分，喜食水中小虾、小鱼、泥鳅、螺蛳等小动物。

鸭子胆怯，母鸭好叫，公鸭则嘶哑，喜欢合群生活，善于游泳。

鸭子历来为人们所喜爱的家禽，古代文人墨客吟"鸭子"的诗句不少。

鸭肉是一种美味滋补的食材，烹饪方法较多，炒、熘、烤、烧、炖汤等无所不可。

"北京烤鸭"皮薄肉嫩，肥而不腻，吃口酥香，味美绝伦，为北京宴会中上乘肴馔。

用淘米水浸泡、少许米醋开水烫焯，洗去血水，就可去掉鸭臊腥味。

烹饪老鸭时，加入几块生木瓜、几颗田螺同煮，就很容易煮酥。

一般瘦型的鸭肉是养生进补的首选。

不能经常食用腌制、烟熏和烘烤的鸭肉，以免诱发癌症。

【导读词】

鹅是素食主义者,最爱吃的是稻谷、蔬菜等,根本不吃荤食。

鹅一般饲养于河湖近旁,善游泳,合群生活。

我国南方各地农村民宅,历来喜欢饲养鹅看家防盗。

鹅见到生人进门,会引颈高叫,力气大,会咬人,能把小偷吓得逃跑。

叙述一个东晋著名书法家王羲之用"书法换白鹅"的千古佳话。相传兰亭"鹅池"一碑二字,为父子合璧,有一个美妙的典故。

鹅体大肉多,鲜嫩松软,清香不腻,烹饪方法基本与鸭肉相似。

欧美各国圣诞节晚上喜欢食用烤鹅大餐。

欧洲人将鹅肝与鱼子酱、松露并列为"世界三大珍馐"。

烹饪鹅肉一定要用香料,不仅可去掉其臊腥味,还有增香提鲜的作用。

鹅肉中所含的蛋白质营养价值比鸡肉、鸭肉、猪肉、牛肉都高。鹅肉氨基酸组成较接近人体所需氨基酸的组成比例,是营养价值最高的全价蛋白质。

嫩鹅肉有毒,食用害人,老鹅肉才适于食用。

【导读词】

肉鸽是"一夫一妻"制的鸟类,雌雄鸽共同筑巢、孵卵和育雏。

鸽子是和平与魅力的象征,世界艺术家创作不少脍炙人口的作品。

肉鸽一年四季均可当食材入馔,其中以春天、夏初的最为肥美。

我国扬州盛行鸽馔,肉鸽、鸽蛋均为高档筵席中常用之食材。

乳鸽煲汤,与人参、山药、枸杞、黄芪一起配伍,其滋补养生功效更佳。

乳鸽富含有支链氨基酸和精氨酸,加快创伤愈合,是手术患者康复的食疗佳品。

鸽蛋能增强人体的免疫和造血功能,对病后虚弱、虚劳瘦弱、老年体弱有良好的功效。

（导读词）

肉鸽与猪肉相克不宜同食，以免引起不良反应。

25 岁以下女性，不宜常食肉鸽，避免影响子宫收缩，干扰人体正常发育。

（导读词）

鹌鹑体小而滚圆，雄鸟在繁殖季节十分好斗。

雄鸟和雌鸟不形成固定的配偶关系，而是一雄多雌的婚配制度。

我国西汉时期，人们就已经开始驯养鹌鹑。

宋代皇帝宋徽宗喜欢饲养好斗的鹌鹑，以供其观赏取乐。

明清时期，斗鹌鹑已成为达官贵人的一种赌博方式。

饲养鹌鹑不到两个月就可获利，比养鸡获取更好的经济效益。

自古以来鹌鹑就是深受皇家宫廷欢迎的一道美味佳肴。

鹌鹑是一种典型的高蛋白、低脂肪、低胆固醇的肉类。

鹌鹑蛋营养价值比鸡蛋更高一筹，故有"卵中佳品"之美称。

日本专家把鹌鹑蛋与人参、蝮蛇并论为滋补佳品。

鹌鹑不可共猪肉之，令人多生疮。

（导读词）

家猪是由野猪被人类驯化而来，是杂食类哺乳动物。

家猪体肥腿短，四肢短小，身体肥壮，性温驯，繁殖快，适应力强。

猪一般饲养至约重 100 公斤左右即可宰杀，我国生产猪肉为世界第一。

早在母系氏族社会，我国就已开始饲养家猪。

唐宋元时期，养猪已成为农民增加收益的一种重要手段。

时至明代，因明代皇帝朱姓与"猪"同音，被下令禁养猪。

我国民间认为，猪能预兆雨水，故《西游记》中把猪八戒封为"天蓬水神"。

我国民间流传一个"猪靠自己的努力当上生肖"的神话故事。

猪肉是一切肉食之王,是不少宴会上的美味佳肴。

猪肉中富含肌酸、肌肽等营养物质,可使人体疲劳早日恢复,预防白内障。

猪肉被反复冻藏、加热,或熏烤、腌制,易产生亚硝酸胺致癌性污染,不能久食。

（导读词）

人类早在新石器时代就开始驯化野牛。

牛体质强壮,适应性很强,能适应所在地的气候环境。

牛为了贮存草料,躲避敌害,它的胃在进化过程形成了4个室。

人吃了感染疯牛病的牛肉会得一种"新变种"的克—雅二氏病。以现有的医疗水平,患者生前无法确诊,死后观察组织切片,才能找到死因。

鞭土牛风俗在我国广为传播,以至成为民俗文化的重要内容。

我国汉族民间有"结牛财亲"的交际风俗,流行于湖南一带。

我国贵州西北一带苗族有抢牛尾的婚姻风俗。

烹饪美味可口牛肉的主要诀窍在于以不同部位的牛肉选择适当的烹制方式。

牛肉不易熟烂,烹饪时放一些山楂、陈皮、茶叶可以使其易煮烂。

牛奶只要煮开即可,不宜久煮,否则其中的乳糖会焦化,营养物质也会流失。

世界上喜欢吃牛肉的人一般体格较为强壮,这与牛肉营养丰富有关。

青少年经常适量食用牛肉,有利于人体生长发育,增强肌肉力量。

牛奶营养丰富,对人体具有良好的保健功效,素有"长寿的饮料"之美誉。

现代医学研究发现,过多摄入牛肉就会提高患结肠癌和前列腺癌的概率。

（导读词）
山羊勇敢活泼，敏捷机智，喜欢登高，善于游走，爱角斗。
山羊喜欢在一起活动，其中年龄大、后代多、身强体壮的羊担任"领头羊"的角色。
绵羊性情胆怯、温顺，易驯化，自卫能力弱，易受兽害。
羊伴随中华民族步入文明，与传统文化的发展有着一定的历史渊源。
我国先民认为，羊的意蕴：善良随和，吉祥如意；羊秉性温和，合群要和，为"天地之和"。
我国新疆地区锡伯族民间流行于今的"抢羊骨头"婚俗。
现在，我国内蒙古还流行着千百年来骑马"叼羊"的游戏风俗。
叙述一个流传甚广的"五羊衔谷，萃于楚庭"的美好神话。
吃羊肉时搭配凉性蔬果，既有清热解毒，又有滋补养生功效。
据说，"涮羊肉"是元世祖忽必烈统帅大军南下远征时发明的。
吃烤羊肉串自有一番别具的风味，由于烟尘中所含致癌物质苯并芘，不宜多吃。
烹炒羊肉时多放些生姜、香葱、咖喱、孜然等佐料，不仅可除其膻味，而且味道可口。
羊肉的热量高过于牛肉，铁的含量又是猪肉的6倍，是冬令进补佳品。
吃完羊肉后不宜马上喝茶，更不宜边吃羊肉边喝茶，以免引起便秘、消化不良等症。

（导读词）
野驴与家马杂交产生的杂种——骡子，可得到生命力强、鸣声似驴，但无繁殖后代的功能。
驴身体结实，不易生病，性情温驯，刻苦耐劳、听从使役。
驴是人们在山区、丘陵短途运输、驮货、拉车、耕田、磨米面的好帮手。
讲述一个我国保定漕河民间养成喜爱吃驴肉的习俗典故。
据说，清朝康熙皇帝下江南途经保定漕河地区，曾将"驴肉火烧"带至行宫品尝。

2011年,河北省保定地区"驴肉火烧"被收录为省级非物质文化遗产。

我国民间素有"天上龙肉,地上驴肉"之说,这就是人们对驴肉的最高褒扬。

驴肉与牛肉、羊肉相比肉质细嫩味美,口感更好,是宴席上的珍肴。

用驴肉做菜时,可用少量苏打水调匀浸泡片刻,可以去除驴肉的腥味。

有些不法商贩用牛肉冒充驴肉卖,消费者在购买时要注意鉴别。

驴肉所富含的动物胶、骨胶朊等营养素,具有良好的养生保健、增强体质的作用。

(导读词)

一般野兔多独居于树林、森林、干草原、荒漠化草原等处,为纯草食性动物。

我国先民视兔子为仁兽,作为一种祥瑞动物而被人们所崇拜。

古代神话"嫦娥奔月"的传说,早在商代已为世人所知。

我国有句成语"狡兔三窟",说明兔子聪明,善于保护自己。

古代许多汉族地区流行"挂兔头"镇邪避灾的岁时风俗。

在欧美地区信仰基督教国家把家兔子视为新生命的创造者,为此兔子成了复活节的象征。

兔肉比牛肉、猪肉、鸡肉更为精瘦,富含蛋白质。

兔肉也可以与其他食材一起烹调,并会附和其他食物的滋味,故有"百味肉"之说。

兔肉含有较多人体最易缺乏的赖氨酸、色氨酸,便于人体消化吸收。

兔肉不宜常年食用,农历8～10月深秋可食,其余的月份则伤人肾气,易损元阳。

鸡肉 —— 补肾强骨、益气养血

话 说 鸡 肉

鸡又称家鸡、角鸡等,为鸟乌雉科家禽,一种常见家禽。家鸡源出于野生的原鸡,其驯化历史至少有 4 000 年,是人类饲养最普遍的家禽。

一般鸡翅膀短,身体重,不能高飞,寿命在 10～13 年之间。雄鸡能清晨啼鸣报晓。在古代时钟尚未发明之前,早晨雄鸡啼鸣一声,就是向人们报告新一天的开始。母鸡生的蛋是一种营养食品,一只母鸡平均年产蛋 300 枚左右,平均出雏率 70％以上。

鸡的品种很多,有柴鸡、麻鸡、火鸡、中国鸡、法国鸡、乌骨鸡、白羽鸡、三黄鸡等。我国培养出了很多优良的鸡品种,其中包括肉用品种和肉卵兼用的品种,如上海的浦东鸡、浙江的萧山鸡、江苏的狼山鸡、山东的寿光鸡、辽宁的大骨鸡等。

【民间风俗】

我国的民间风俗浩如烟海,有关鸡的民间风俗就在其中占有一席之地。鸡是十二生肖中的一属,每一种生肖都有丰富的传说,并以此形成一种观念阐释系统,成为民间文化中的形象哲学。古人封予鸡“德禽”之雅号,“头戴冠,文也;足搏距,武也;见敌敢干,勇也;见食相呼,义也;守夜不失时,信也”。这是《韩诗外传》所概括的鸡之“五德”。

鸡形象被神化,是太阳的使者或传令者,这是由于鸡有司晨作用,又与礼仪功能有关。古代帝王大赦天下有时也采取“金鸡赦”的形式,将金鸡设于高午之上,表示赦宥。鸡除了祭祀之外,在盟誓活动中也必不可少,歃血为盟就用鸡血,在古代会盟,把鸡血涂在嘴唇上,表示诚意,宣誓缔约。我国古代民间也流行饮鸡血酒的交际风俗,在结拜兄弟时,宰杀一只雄鸡,在每碗酒里滴几滴鸡血,对天发誓,然后将血酒一饮而尽,表示大家亲如手足、有福同享、有难同当的友谊之情。

我国古代有一种留"长命鸡"的婚俗，每当临近结婚娶妻时，男方要准备大红公鸡一只，女方要准备肥母鸡一只，母鸡表示新娘为"吉人"。山东一些地区也有"抱鸡"的风俗，娶亲时，女家选一个男孩抱只母鸡，随花轿出发，前往送亲。因鸡与"吉"谐音，抱鸡图的是吉利的象征，祝愿女儿婚姻美满幸福。

我国浙江金华、武义等地流行"杀鸡"的岁时风俗，每逢农历七月初七，当地民间宰杀雄鸡，因为当夜牛郎、织女在鹊桥相会，若无雄鸡啼鸣报晓，则牛郎织女能永不分开，以成全这段美好的婚姻。

我国河南一些地方每逢农历十月一日有杀鸡吓鬼的风俗。传说是阎王爷放鬼，至来年清明节收鬼。当地俗语说："十月一日，杀小鸡儿。"民间以为鬼怕鸡血，鸡血避邪，故于十月一日，杀鸡吓鬼，以使小鬼不敢出来，寄托人们对健康长寿的期望。

【传说典故】

数千年来，我国留下了许多有关鸡的美好典故传说，也留下了不少与鸡有关的神话故事，为我国的传统文化增添了丰富多彩的内容。

我国古代最早一部诗歌总集《诗经·国风·郑风》中曰："女曰鸡鸣，士曰昧旦。子兴视夜，明星有烂。"古代计时简陋，雄鸡报晓成日出而作的号令，也是人们生活的时钟。还有以"鸡既鸣矣，朝既盈矣"催促国君上朝。

据说凤凰由雄鸡美化、神化而来。《山海经》中记载述"有鸟焉，其状如鸡，五采而文，名曰凤皇"。《桂海禽志》也有"乌凤"之称。俗语常把凤凰和鸡联系一起，如"凤凰落架不如鸡"等。

据《晋书·祖逖传》记述，东晋时期，名将祖逖年轻时就有发愤报国的抱负，每次和好友刘琨谈论时局，总是满怀义愤，慷慨激昂。他们在半夜一听到鸡鸣，就披衣起床，拔剑练武，刻苦锻炼。成语"闻鸡起舞"就源于此典故，原意为听到半夜鸡啼就起床舞剑，后来比喻为有志报国的年轻人即时奋起刻苦学习，报效祖国。

唐代著名的诗人李白在《梦游天姥吟留别》中吟："半壁见海日，空中闻天鸡。"其中"天鸡"有一个古代传说，东南有一座桃都山，山上有棵大树叫桃都，树枝绵延三千里，树上栖有天鸡，每当太阳初升，照到这棵树上，天鸡就叫起来，天下的鸡也都跟着它叫。

【烹饪简介】

自古以来中国人就喜食鸡肉,认为是补益之品,鸡肉是现代营养学所倡导的高蛋白、低脂肪的健康食品。鸡的肉质细嫩,滋味鲜美,适合多种烹调方法,不但适于热炒、炖汤,而且也比较适合凉拌冷食,如白斩鸡、口水鸡、怪味鸡等就是家宴上必备的冷盆菜肴。鸡的菜肴花样很多,可以烹饪成"百鸡宴",其中著名的美味佳肴有:广东的鸡丝鱼翅羹、云南的汽锅鸡、上海的宫保鸡丁、四川的怪味鸡等。

家中加工鸡肉时要先把内脏清除,内脏可单独烹饪菜肴,一定要把鸡屁股割去,烹制前要用热水浸烫一下,让部分表皮油脂浸出,可清除鸡肉的腥味。鸡肉质地比较细嫩疏松,要顺着肉的纹理纤维切,才能切得整齐。如果鸡肉切散切碎,既不利于烹调,也会影响菜肴美观。如把鸡用于焖、烧、炖等方法,可在掺有1/5啤酒的水中泡半小时,可使鸡肉嫩滑爽口,味道鲜美。

家中烹饪鸡的菜肴要根据不同饲养品种的鸡,采用不同的烹饪方法,只有优良品种的鸡肉才是烹饪美味佳肴的好食材。如圈养鸡由于饲料单一,生长期短,活动少,肉质嫩,脂肪多,适合炒、炸、熘等方法,但是味道较差,烹制时要多加一些调料来增加鲜味。散养鸡由于饲料杂,生长期长,活动范围广,肌肉老粗,最好采用焖、烧、炖等方法,烹调时不宜多加调料,吃起来原汁原味,味道纯正。

鸡蛋的烹饪方法多种多样,其中带壳水煮鸡蛋极好地保留了鸡蛋的营养,其次,水煮荷包蛋、蒸蛋羹、蛋花汤,也是较为营养健康的烹饪方法。

选购小窍门

超市上买的新鲜的鸡肉品质不会相差多少,颜色是白里透着红,看起来有亮度,手感比较光滑。如在菜场买的鸡肉有可能注过水的,如用手去摸的话,会感觉表面有些高低不平,似乎长有肿块一样,肉质会显得特别有弹性,会发现皮上有红色针点,针眼周围呈乌黑色。而那些未注水的正常鸡肉摸起来都是很平滑的。选购时一定要小心鉴别。

【营养价值】

鸡肉每 100 克中含有蛋白质 19.30 克、脂肪 9.40 克、维生素 A 48.00 微克、硫胺素 0.05 毫克、烟酸 5.60 毫克、核黄素 0.09 毫克、维生素 E 0.67 毫克、钙 9.00 毫克、磷 156.00 毫克、铁 1.40 毫克、铜 0.07 毫克、锰 0.03 毫克、钾 251.00 毫克、锌 1.90 毫克、镁 19.00 毫克、硒 11.75 微克、胆固醇 106.00 毫克等营养成分。

鸡肉中含有丰富的蛋白质，比鸭肉、鹅肉含量多，比牛肉多 3.3%，其中蛋白质的氨基酸组成和人体相似，便于人体消化吸收。据测定，1 千克鸡肉中人体可利用的蛋白质为 199.2 克，而 1 千克牛肉只有 156.2 克，所以，鸡肉是人类优质蛋白质的主要来源之一，适用于气血不足、胃呆食少、病后虚弱、虚劳瘦弱、产后乳少等患者，尤其适宜老人、疾病患者、体弱者经常适量食用。

鸡肉也是钙、磷、铁、铜、锌、硒、钾等微量元素的良好来源，还含有相当量的维生素 A、核黄素、硫胺素、烟酸、生物素等营养素，其中维生素 A 含量与蔬菜或动物肝脏相比略低一些，但与牛肉、猪肉相比，其含量却要高出许多。维生素 A 是一种人体必需的营养素，具有维护视觉功能，预防夜盲症、干眼病，调节上皮组织细胞的生长，清除自由基而有助于祛除老年斑，加强免疫能力等保健功效。

【文献记载】

我国历代医学家把鸡肉视为治病的良方，并根据临床实践对其药用价值进行了研究与论述，现选录如下。

我国现存最早的一部药学专著《神农本草经》载，丹雄鸡"主女人崩中漏下，赤白沃，补虚，温中，止血，通神，杀毒辟不祥。黑雌鸡：主风寒湿痹，五缓六急，安胎"。

唐代医学家孟诜在其编撰的《食疗本草》中曰："黄雌鸡主腹中水癖、水肿，补丈夫阳气，治冷气。瘦着床者，渐渐食之。醋煮空腹食之，治久赤白痢。"

唐代本草学家日华子在《日华子本草》中称，黄雌鸡"止劳劣，添髓补精，助阳气，暖小肠，止泄精，补水气。黑雌鸡：安心定志，治血邪，破心中宿血及痈疽排脓，补心血，补产后虚羸，益色助气"。

南北朝医学家陶弘景在其编撰的《名医别录》中说，丹雄鸡"主久伤乏疮"，白雄鸡"主下气，疗狂邪，安五脏，伤中，消渴"，黄雌鸡"主伤中，消渴，小便数不禁，肠澼泄利，补益五脏，续绝伤，疗劳，益气力"，乌雄鸡"主补中止痛"。

清代医学家王士雄在其编撰的《随息居饮食谱》中说，鸡蛋"补血安胎，濡燥除烦，解毒息风，润下止逆。多食动风阻气，诸外感及疟、疸、痞满、肝郁、痰饮、脚气、痘疮，皆不可食"。

【适宜应用】

中医学认为，鸡肉性温、味甘，入脾、胃经，具有补脾温中、养血益气、补肾益精、活血强骨等功效，适用于虚劳羸瘦、中虚食少、食少纳呆、骨蒸潮热、脾虚泄泻、头晕心悸、耳聋耳鸣、反胃、腹泻下痢、消渴、疮疡久不愈合、崩漏、赤白带、水肿、遗精、肾虚尿频等症。

现代医学研究发现，鸡肉适用于营养不良、病后体虚、慢性胃炎、消化性溃疡、月经不调等症。

中医认为，鸡蛋性平、味甘，入心、肺、脾、胃、肾经，具有滋阴润燥、清肺利咽、养心安神、补血安胎之功效，适用于气血不足、眩晕、夜盲、心烦失眠、手足心热、目赤咽痛、干咳久咳、口渴声嘶、胎动不安、产后口渴、产后乳汁少等患者的康复保健。

现代医学研究发现，鸡蛋是贫血、营养不良、体质虚弱、妇女产后调养、病后术后调养等患者的康复保健食品。

温馨提醒

鸡肉性温，肝火旺盛或肝阳上亢所致的头痛、头晕、目赤、烦躁、便秘等患者忌食。多食鸡肉容易生热动风，患黄疸、痢疾、疳积、疟疾者及热毒未清、内热亢盛、痰湿偏重、口腔糜烂、热毒疖肿者须慎食。鸡翅中脂肪含量较高，切忌过多食用，以免引起肥胖症。此外，抱窝的母鸡、被阉还能啼叫的公鸡不能食用。鸡肉与李子、芥末、野鸡、兔肉、虾子、甲鱼、鲤鱼、鲫鱼、芝麻、菊花、大蒜相克，不宜同食，以免引起不良反应。

俗话说："十年鸡头生砒霜。"经现代科学研究证明，这说法是有科学根据的。因为多龄鸡由于长期啄食，有毒物质进入体内后，会产生剧毒素，虽然其中绝大多数排出了体外，但仍有部分毒素会随着血液循环，滞留在脑组织的细胞内,人若食用,会引起中毒。因此,最好在烹饪鸡之前先把鸡头割除丢掉,以防食物中毒。另外,服用西药"左旋多巴"、铁制药剂时不宜食用鸡肉,以免引起不良反应。

鸡屁股上有个"腔上囊",囊内充满了数以万计的淋巴细胞和吞噬力很强的巨噬细胞。这两种细胞能吞噬进入鸡体内的各种致病物质。因而,人食用鸡屁股之后,就会引起潜在性的食物中毒。所以,最好在烹饪鸡之前先把"鸡屁股"割除,以防误食中毒。

一般人每天食用鸡蛋不宜超过 2 个,就是产妇、大手术后恢复期的患者,需要摄入大量的优良蛋白质,每天也只能吃 3~4 个鸡蛋,不宜再多,以免引起高胆固醇症。凡肝炎、胆囊炎、胆石症等患者也不宜较多食用鸡蛋;肾病患者也应慎吃鸡蛋。

鸡肉的食疗功效

常喝鸡汤有提神醒脑的食疗作用

据有关研究发现,鸡肉在所有肉类中以味道鲜美而著称,因为含有许多游离氨基酸,所以鸡汤中含更多的胶质蛋白、肌肽、肌酐等成分,不但味道鲜美,易于消化吸收,而且还有振奋精神、防治疾病的功效。

近几年来,有些国外医生主张早餐时就喝鸡汤,可以提高整天的工作效率。他们认为,当人们因血压低而无精打采、精神抑郁时,喝一碗鸡汤就能缓解病情,提神醒脑。这是由于鸡汤能促进人体去甲肾上腺素的分泌,使疲倦感和坏情绪一扫而光。

鸡汤具有防治感冒的食疗功效

据美国科学家研究发现,鸡汤能抑制咽喉和呼吸道的炎症,缓解感冒症状,如鼻塞和喉咙疼痛,能提高人体的免疫功能,对预防和缓解感冒有着一定的作用。长期以来,美国人一直将鸡汤视为缓解感冒的一种食品,特别是流感的高发季节。多喝些鸡汤对一般健康的人来讲有助于提高自身免疫力,将流感病毒拒之门外,而对于那些已被流感病毒"俘虏"的患者来讲,则有利于其抑制因感冒引起的炎症和黏液的大量产生,从而减轻感冒带来的痛苦。有关研究人员认为,在防治感冒过程中,虽然鸡汤不是治疗感冒的药物,但是它能缓解感冒的症状以及改善人体的免疫功能。因此,经常适量喝鸡汤具有预防和缓解感冒和咳嗽等疾病的食疗功效。

老母鸡炖汤是滋补身体、养生保健的佳品

我国民间传统认为,用老母鸡炖汤是滋补身体、养生保健的佳品,尤其适宜于孕妇、病后体虚、年老体弱者调养进补。老母鸡炖汤后,有2%的含氮物质渗入汤内,还有一小部分的肌肽、肌酐、脂肪、无机盐、维生素、游离的氨基酸等营养素溶解在汤中,尤其是较多的谷氨酸溶于汤内,使汤的味道更鲜美,这对刺激胃液分泌,增加食欲,促进消化是有补益作用的。

因此,有些人认为,老母鸡炖汤后,鸡汤味道鲜美,鸡肉的营养都跑到汤里去了,就弃肉饮汤,这种吃法是不科学。实际上,老母鸡炖汤大部分营养物质还是留在鸡肉内,所以鸡肉的营养价值还是比鸡汤高,只有把鸡肉与鸡汤一起吃下去,这才是科学的滋补方法。

鸡蛋素有"理想的营养宝库"之美誉

新鲜鸡蛋中所富含的蛋白质品质极佳,其蛋白质的氨基酸组成与人体组织蛋白质最为接近,仅次于母乳,吸收率相当高,可达99.7%,对修复人体组织、形成新的组织、促进肝细胞再生均有良好的作用,故被营养学家誉为"完全蛋白质模式"。因此,鸡蛋所含的营养丰富而全面,非常好的营养来源之一,是婴幼儿、少年儿童、中青年人、孕妇、乳母、身体虚弱者的理想食品,故被人们称为"理想的营养宝库"。

鸡蛋具有健脑益智的保健功效

新鲜鸡蛋中富含卵磷脂、卵黄素、二十二碳六烯酸等物质,有助于营养脑神经组织、促进神经系统功能、增强记忆力的功效,经常适量食用鸡蛋,具有健脑益智的保健作用,尤其适合少年儿童、正在应付考试的学生、从事脑力劳动者、年老健忘的人等。

鸡营养保健养生美食

宫保鸡丁

原料：净鸡脯肉 300 克，花生仁 60 克，青椒 50 克，泡红辣椒 1 个，鸡蛋清 1 个，香葱 5 克，生姜 10 克。

调料：花生油 50 克，鲜辣酱 1 小匙，酱油 20 克，白糖 15 克，淀粉 6 克，料酒 5 克，精盐、味精各适量，红油、胡椒粉各少许。

制法：（1）将鸡脯肉洗净，切成小丁，用精盐、鸡蛋清、料酒、胡椒粉、淀粉抓匀挂浆；花生仁去皮、洗净，用温油炸至熟香脆；青椒、泡红辣椒去蒂籽、洗净，切成小丁；香葱洗净，切成细末；生姜洗净，切成薄片；备用。

（2）把锅烧热后，倒入花生油，待油温五成热时，放入挂浆的鸡丁滑炒至断生，取出后沥干余油，备用。

（3）原锅留少许底油烧热后，放入生姜片、香葱末炸出香味，放入青椒丁、泡红辣椒丁、鲜辣酱爆炒片刻，加入鸡丁、酱油、白糖炒至熟香，加入精盐、味精调好口味，倒入炸过的花生仁翻炒几下，淋上红油，即可食用。

特色：色泽诱人，香脆鲜辣。

功效：补肾温阳，健脾开胃。

适应证：用脑过度、记忆力衰退、食少体弱、病后体虚、畏寒肢冷、肾虚遗精、小便频数、月经不调等。

奶油烩鸡块

原料：母鸡 1 只（约 1 250 克），杏仁 150 克，鲜蘑菇 150 克，洋葱 100 克，生姜 15 克，大蒜 15 克，香菜 15 克。

调料：豆油 50 克，白兰地酒 50 克，奶油 150 克，油面粉 75 克，精盐、味精各适量，胡椒粉少许。

制法：（1）将母鸡宰杀，去毛、肠杂、脚爪后洗净，剁成中块，抹上少许精盐、胡椒粉；杏仁去皮、烤黄、切末；鲜蘑菇洗净，切成薄片；洋葱洗净，切成细末；生姜去皮、洗净，拍松；大蒜去皮、洗净，切成细末；香菜洗净，切成细末;备用。

(2) 将锅烧热后,倒入豆油,待油温五成热时,放入鸡块煎至微黄,放入洋葱末、生姜、大蒜末、少许清水炒匀后,加盖用文火烩至八成熟,加入杏仁末、鲜蘑菇片、白兰地酒、奶油、油面粉、精盐、味精,调好口味,用小火烩至熟透。食用时,撒上香菜末,即可食用。

特点:奶香味浓,鲜嫩可口。

功效:补虚强骨,益肾填精。

适应证:食少纳呆、营养不良、病后体虚、虚劳羸瘦、消渴、骨蒸潮热、遗精、肾虚尿频、慢性胃炎等。

咖喱烩鸡块

原料:活鸡 1 只(约 1 000 克),洋葱 150 克,生姜 15 克,大蒜 15 克。

调料:豆油 50 克,咖喱粉 6 克,辣椒粉 2 克,精盐、味精各适量。

制法:(1) 将活鸡宰杀,去毛、肠杂、脚爪后洗净,剁成中块,抹上少许精盐;洋葱洗净,切成细末;生姜去皮、洗净,拍松;大蒜去皮、洗净,切成细末;备用。

(2) 将锅烧热后,倒入豆油,待油温六成热时,放入洋葱末、大蒜末炒至出香味,放入鸡块煎至上色,加入生姜、咖喱粉、辣椒粉、少许清水炒匀后,加盖用文火烩至熟软,加入精盐、味精,调好口味,即可上菜。

特点:清香味浓,鲜辣利口。

功效:补虚损,益肾精,兴性欲。

适应证:食欲不振、虚劳羸瘦、营养不良、年老体弱、腰酸膝软、阳痿遗精、小便频数等。

鸡蛋炒虾皮

原料:新鲜鸡蛋 3 只,虾皮 25 克,香葱 30 克。

调料:精制豆油 30 克,料酒 50 克,精盐、香油各少许。

制法:(1) 将虾皮用清水浸洗 3 次,用料酒浸泡片刻,沥干水分;香葱去根须、洗净,沥干水分,切成细末;鸡蛋洗净,打入碗内,加入少许精盐、洗过的虾皮、香葱末搅拌均匀;备用。

(2) 把锅烧热后,倒入精制豆油,待油温六成热时,倒入鸡蛋液,煎炒成小团块至香熟,淋上香油,即可盛盘食用。

特点：味道鲜美，补钙佳肴。

功效：补肾壮骨，养血益气。

适应证：手足抽搐、筋骨疼痛、腰脚无力、骨质疏松症、中老年人缺钙所致小腿抽筋、营养不良、体质虚弱、病后调养等。

备注：凡皮肤湿疹、高胆固醇、支气管炎、过敏体质等患者忌食。

竹荪炖老母鸡

原料：老母鸡1只（约1 500克），竹荪100克，火腿50克，冬笋肉100克，水发木耳150克，生姜15克，香葱15克。

调料：料酒60克，精盐、味精各适量。

制法：(1) 将老母鸡宰杀，去毛、肠杂、脚爪后洗净，抹上少许精盐、料酒；竹荪用温水浸泡至发软，洗净后切成小段，用开水焯一下，捞起沥干；火腿洗净，切成薄片；冬笋肉洗净，切成薄片；木耳洗去泥沙，摘成小朵；生姜去皮、洗净、拍松；香葱洗净，打结；备用。

　　　　(2) 把生姜、香葱结放入老母鸡肚内，置于砂锅内，放入竹荪段、火腿片、冬笋肉片、木耳，倒入适量清水，先用大火煮沸后，再改用小火炖2～3小时，除去姜葱，加入精盐、味精，调好口味，即可起锅食用。

特点：鲜香肉酥，汤浓味美。

功效：大补元气，益肾强骨，养髓填精。

服用：每周1剂，分多次温服，喝汤食肉。

适应证：年老体弱、病后体虚、虚劳羸瘦、久病体虚、肾虚尿频、腰酸膝软、阳痿遗精等。

母鸡补肾养生汤

原料：母鸡1只（约1 250克），枸杞、龙眼肉、荔枝肉、莲子肉（去皮、心）、黑枣（去核）各18克。

调料：料酒25克，精盐少许，冰糖适量。

制法：(1) 将母鸡宰杀，去毛、去内脏，洗净，沥干水分，抹上少许精盐、料酒腌制片刻；枸杞、龙眼肉、荔枝肉、莲子肉、黑枣略洗一下，沥干水分；备用。

　　　　(2) 把母鸡、龙眼肉、荔枝肉、莲子肉、黑枣、冰糖置于汽锅内，放入蒸锅内，用大火隔水蒸煮2个小时至母鸡熟酥，放入枸杞再蒸15分钟，即可食用。

特点：营养丰富，香甜肉酥。

服用：每周1剂，分多次温服，喝汤食肉。

功效：补肾益精，健脾温中，益气养血。

适应证：肾虚遗精、肾虚尿频、崩漏带下、久病体虚、腰酸膝软、阳痿、面色苍白、耳鸣耳聋、虚劳瘦弱、年老体弱、病后体虚等。

备注：凡糖尿病、肥胖症、高血压、血脂偏高等患者忌食。

鸡肉康复食疗妙方

方一

适应证：贫血、失眠、心悸等。

妙方：童子鸡1只(约500克)，桂圆肉60克，调料少许。

用法：将童子鸡宰杀，去毛、去内脏，洗净，把桂圆肉纳入腹内，以竹签缝合鸡腹，放入锅内，倒入适量清水，用文火煲至肉熟汤浓，加入调料调好口味，即可服用。

服用：每周1剂，分多次温服，喝汤食肉，连食3剂。

功效：补肾益气，养血安神。

方二

适应证：冠心病、咯血、防治脑中风等。

妙方：净草鸡肉250克，三七粉3～5克(研细)，调料少许。

用法：将鸡肉洗净，切成小块，与三七粉、葱段、姜丝、料酒、精盐一起放入碗内拌匀，放入蒸锅内。先用大火煮沸后，再改用文火蒸至熟软取出，淋上香油，即可食用。

服用：每日1剂，分2次温服，喝汤食肉，连食5剂。

功效：补肾益气，活血散瘀。

方三

适应证：身体虚弱、精力疲倦、气血不足、消化不良、病后虚弱、虚劳瘦弱、贫血等。

妙方：净鸡肉150克，水发冬菇75克，红枣12枚，葱段、姜丝、料酒、红糖、精盐、味精、香油各适量。

用法：将鸡肉、香菇洗净，切成细丝，红枣去核、洗净，切成 4 瓣，与葱段、姜丝、料酒、红糖、精盐一起放入碗内拌匀，放入蒸锅内。先用大火煮沸后，再改用文火蒸至熟软取出，即可食用。

功效：补肝肾，健脾胃，养气血。

方四

适应证：颈背牵强疼痛、四肢酸痛麻痹、慢性腰肌劳损、风湿性关节炎等。

妙方：母鸡肉 250 克，生姜 1 块，老桑枝 60 克，调料少许。

用法：将母鸡肉、生姜洗净，切成小块，老桑枝洗净，切成小段，一起放入锅内，倒入适量清水，用小火煮至汤浓肉烂，拣出老桑枝，加入调料调好口味，即可服用。

服用：每日 1 剂，分 2 次温服，饮汤吃鸡肉，连食 5～7 剂。

功效：补肾精，祛风湿，利关节。

方五

适应证：年老头晕眼花 、营养不良、腰腿酸软等。

妙方：净鸡肉 250 克，淮山药 30 克，枸杞 300 克，调料少许。

用法：将鸡肉洗净，切成小块，与淮山药、枸杞、葱段、姜丝、料酒、精盐、味精一起放入碗内拌匀，放入蒸锅内。先用大火煮沸后，再改用文火蒸至熟软取出，即可食用。

服用：每日 1 剂，分 2 次温服，喝汤食肉，连食 5～7 剂。

功效：滋阴补肾，健脾益胃，滋养强壮。

方六

适应证：年老体虚、慢性支气管炎、表虚自汗、经常感冒、妇女月经不调、白带多、痛经等。

妙方：净母鸡肉 300 克，北芪 30 克。

用法：将鸡肉洗净，切成小块，与北芪一起放入碗内，放入蒸锅，倒入适量清水，用文火蒸至肉熟，加入调料调好口味，即可服用。

服用：每日 1 剂，分 2 次温服，喝汤食肉，连食 5～7 剂。

功效：补肾健脾，益气养血。

乌骨鸡——滋阴清热、补肝益肾

话　说　乌　骨　鸡

　　乌骨鸡又称乌鸡、松毛鸡、黑脚鸡、泰和乌，为雉科动物的乌骨鸡，源产自我国江西省的泰和县武山。乌骨鸡为我国饲养已经超过 2 000 年的历史，它不仅喙、眼、脚是乌黑的，而且皮肤、肌肉、骨头和大部分内脏也都是乌黑的，是我国特有的药用珍禽，为"名贵食疗珍禽"。由于乌骨鸡经济价值较高，现在全国大部分地区都有养殖，其中以江西泰和所产乌骨鸡最为正宗，其鸡具有绿耳、凤冠、双缨、白丝毛、胡须、五爪、毛脚、乌皮、乌骨、乌肉十大特征，外形逸丽、鸡中魁首，它集滋补、药用、观赏于一体，素有"十全十美"之称，为我国历代皇宫贡品。

【历史概述】

　　我国江西省的泰和县武山，灵秀的山水，哺育出世界上独一无二的泰和乌鸡这一家禽珍品。1915 年远涉重洋，泰和乌鸡在"巴拿马万鸡大选赛"中，一举夺得金牌。其似鸡非鸡，似凤非凤，奇美独特的外貌，博得了参展各国专家的一致好评，被列为"观赏鸡"的美誉，而驰名世界。

　　1983 年，我国国家领导人出访泰国，专程从我国江西省的泰和县武山汪陂涂村的泰和原种鸡场精心挑选 20 枚乌骨鸡种鸡蛋，作为贵重的外交礼品赠送给泰国，为中泰两国人民的畜牧业生产交流发挥了积极的作用。

　　2002 年，江西省的泰和县武山泰和乌鸡蛋搭乘"神舟三号"飞船登上太空，为我国科学家进一步研究乌骨鸡提供一系列重要数据。

　　2005 年 10 月 13 日至 16 日，我国江西省的泰和县武山举办首届泰和乌鸡节。以鸡为媒，以节会友，乌鸡论坛、"白凤仙子"评选、乌鸡文化展览、乌鸡产品展销会。此后几年，还颁布了泰和乌鸡国家标准，泰和乌鸡参加了世界地理标志大会等活动，泰和乌鸡被认定为"中国驰名商标"，为我国唯一"活体"的

"中国驰名商标",也是江西吉安地区第一个"中国驰名商标"。一系列活动让海内外宾朋更加了解乌骨鸡,传播了乌骨鸡文化,进一步促进了泰和乌鸡走出武山,走向全国,飞向世界,弘扬了中华文明。由此,泰和乌鸡在世界上备受关注,其滋补药用的功效备受全球营养学家所推崇,尤其风行日本及东南亚地区。

【诗文欣赏】

我国古代人民就知道乌骨鸡是集滋补药用的食物,历史上著名诗人也留下一些诗句。如唐代著名诗人杜甫在《催宗文树鸡栅》中云:"吾衰怯行迈,旅次展崩迫。愈风传乌鸡,秋卵方漫吃。"记述了作者用乌骨鸡食疗养生治病。宋代著名爱国诗人陆游在《迁鸡栅歌》写有"乌鸡买来逾岁年,庭中赤帻何昂然。吾孙初生畏晨唱,家人共议欲汝捐。鸟穷必啄奴岂惮,鸡卖将烹吾所怜。贵人贱畜虽古训,物理宁不思两全"的诗句,生动描写出作者饲养乌骨鸡的乐趣。

【烹饪简介】

自古以来我国医学家认为,乌骨鸡集滋补、药用于一体,为历代皇宫贡品。从营养价值上看,乌骨鸡的营养远远高于普通鸡,吃起来的口感也非常细嫩。至于药用和食疗作用,更是普通鸡所不能相比的,被人们称作"名贵食疗珍禽",具有补虚滋阴、强筋健骨的作用。

一般用乌骨鸡做菜肴滋补,多用清蒸、熬汤、炖煮等烹饪方法。乌骨鸡多用于食疗进补,可以与银耳、黑木耳、茯苓、山药、红枣、莲子、天麻、芡实、枸杞、冬虫夏草等滋补中药配伍食用,使其滋阴益肝,补肾强骨的食疗功效更显著。

家中自己加工乌骨鸡,宰杀放血后,先用开水浸泡一下更容易去毛,如果还有细毛残留,可以放在火上略微烤一下,这样就可以去干净了。再剖腹去除乌骨鸡内脏、剁去鸡爪、冲洗干净,然后放入加有料酒的温水里用大火煮沸,待锅开后捞出乌骨鸡,放进清水里洗去浮沫,可以焯去血腥味。

乌骨鸡富含具有极高营养价值的黑色素,多生于乌骨鸡的骨头之中。因此,用乌骨鸡炖煮食用滋补,最好将骨头剁碎,与鸡肉一起放入砂锅,用文火慢慢炖熬,不仅让其营养物质充分炖出来,有利于人体的消化吸收,而且炖出来的乌骨鸡汤味道鲜美,别具风味。一般进补菜肴,不要用高压锅来烹饪,因为炖煮时间不充分,会影响其最佳的滋补效果。最好使用沙锅用文火慢慢炖煮2

小时左右。如乌骨鸡较瘦油脂不多,可适当加一点猪油,可以使其味道更加鲜美。

选购小窍门

选购乌骨鸡,主要有"四看"。

一看缨头,乌骨鸡的头顶上长有一丛丝毛形成毛冠,母鸡较为发达,形成一个白色的绒球。

二看耳朵、丛冠,乌骨鸡的耳朵显绿色,犹如翡翠、色泽鲜艳,成年后颜色会变浅;雄乌骨鸡的冠形较大,就好像一朵花,色泽紫红,也有大红色的;雌乌骨鸡的丛冠较小,犹如桑葚状,且色泽较黑。

三看皮、脚,乌骨鸡的全身皮肤均显黑色;乌骨鸡的脚部密生白毛,外侧较为明显。

四看肉色、骨头,乌骨鸡的肌肉、内脏颜色均呈黑色,但胸肌和腿部肉色较浅;乌骨鸡的骨头普通是黑色的,且骨膜漆黑发亮,骨质乌黑。如果选购到乌骨鸡胸肌和腿部肌肉颜色较浅,骨膜漆黑发亮,骨质暗乌,内脏及腹内脂肪均呈黑色就是滋补佳品。

【营养价值】

乌骨鸡肉每 100 克中含有蛋白质 22.30 克、脂肪 2.30 克、硫胺素 0.02 微克、核黄素 0.20 毫克、烟酸 7.10 毫克、维生素 E 1.77 毫克、磷 210.00 毫克、硒 7.71 微克、铁 2.30 毫克、锌 1.60 毫克、镁 51.00 毫克、铜 0.26 毫克、钾 323.00 毫克、钙 17.00 毫克、胆固醇 106.00 毫克等。此外,还含有赖氨酸、色氨酸、谷氨酸、亮氨酸等 18 种氨基酸及丙种球蛋白、乌鸡黑素等营养成分。

乌骨鸡中含有丰富的铜、铁、锌等元素,其中铜为人体必需的微量元素之一,人体内铜的含量低于正常水平值时,除会引起新陈代谢紊乱和贫血之外,还能使头发生长停滞,毛发变粗变白;铁元素是血红蛋白的重要部分,存在于向肌肉供给氧气的红细胞之中,还是许多酶和免疫系统化合物的成分,缺铁性贫血是世界卫生组织确认的四大营养缺乏症之一;锌是蛋白质合成、细胞的生长、组织再生的重要元素之一。因此,乌骨鸡营养丰富,病后体弱、产后贫血、由气血亏虚引起的月经不调等患者经常适量食用,对身体早日康复具有良好的食疗作用。

【文献记载】

我国历代医学家把乌骨鸡视为治病的良药,并根据临床实践对其药用价值进行了研究与论述,现选录如下。

我国现存最早的一部药学专著《神农本草经》中载:"乌雌鸡,治风湿麻痹。"

明代著名药物学家李时珍在其所著的《本草纲目》中言,乌骨鸡"补虚劳,益产妇,治女人崩中带下,一切虚损诸病。大人小儿下痢噤口"。

明代医学家李中梓在其所著的《本草通玄》中说,乌骨鸡"补阴退热"。

明代医药家兰茂在《滇南本草》中说,乌骨鸡"补中止渴"。

明代医药家缪希雍在《本草经疏》中说,乌骨鸡"补血益阴,则虚劳羸弱可除,阴回热去,则津液自生,渴自止矣。阴平阳秘,表里固密,邪恶之气不得入。益阴,则冲、任、带三脉俱旺,故能除崩中带下一切虚损诸疾也"。

古代的药物学专著《本草再新》中说,乌骨鸡"平肝祛风,除烦热,益肾养阴"。

【适宜应用】

中医学认为,乌骨鸡性平、味甘,入肺、肝、肾经,具有滋阴清热、补肝益肾、健脾止泻等功效,适用于五心烦热、潮热盗汗、咽干颧赤、咳嗽、脾虚泄泻、久泻、久痢、消渴、形体消瘦、虚劳羸瘦、骨蒸痨热、白浊、肝肾不足、肾虚遗精、月经不调、行经腹痛、崩漏带下等。

乌骨鸡蛋营养丰富,其中蛋黄具有滋阴润燥、养血熄风、解毒杀虫之功效,适应于虚劳、心烦不眠、吐血、消化不良、腹泻等症;蛋清具有清热解毒、润肺利咽之功效,适应于目赤、咽痛、咳嗽、痈疔肿痛等症。

据现代医学研究发现,乌骨鸡适应于营养不良、乳汁不足、佝偻病、骨质疏松症、妇女缺铁性贫血症等。

温馨提醒

乌骨鸡虽是补益佳品,但多食能生热动风,助火生痰,凡有痰热咳嗽及阴虚火热患者最好不要食用,同时还应忌辛辣油腻及烟酒等。凡实证、邪毒未清、邪气亢盛、严重皮肤疾病等患者忌食;乌骨鸡与野鸡、虾子、鲤鱼、鲫鱼、大蒜相克不宜同食,以免不良反应。

乌骨鸡的食疗功效

乌骨鸡是治疗妇科疾病的"灵丹"

我国早在唐代就把乌骨鸡当作"丹药"来治疗所有妇科疾病。明代著名药物学家李时珍在《本草纲目》中说,乌骨鸡"补虚劳,益产妇,治女人崩中带下,一切虚损诸病"。

我国有一种著名的"乌鸡白凤丸"中成药,方中主药为乌骨鸡,具有补气养血,调经止带之功效,适应于气血两虚,身体瘦弱,腰膝酸软,月经不调,崩漏带下等症。由此可见,乌骨鸡是治疗妇科疾病的"灵丹"。

乌骨鸡是男女老少的滋补养生的佳肴

乌骨鸡富含蛋白质及 18 种氨基酸、27 种微量元素,具有保健、美容、防癌三大功效。营养价值都高于普通鸡肉,每百克乌鸡肉中蛋白质含量高达 22.3 克,其所富含的 18 种氨基酸是人体必需氨基酸,也是人体内氮代谢的基本物质,对机体的新陈代谢具有重要意义,它能改善儿童智力发育,并可治疗肝性昏迷。

乌骨鸡的维生素 E 含量是普通鸡肉的 2.6 倍,维生素 E 能延缓衰老、减轻疲劳、防止流产,降低患缺血性心脏病的机会,维生素 E 和维生素 A 协同作用,抵御大气污染,保护肺脏。用乌骨鸡进补有男食雌,女食雄之分,适应于年老体虚、妇女气血亏虚、身体瘦弱、产妇后体虚血亏、乳汁不足等患者。

我国民间常用一只乌骨鸡与 20 克天麻一起用文火慢炖,治疗神经衰弱有良好的功效;用陈年老醋炖乌骨鸡对治疗糖尿病也有较好的作用。由此可见,男女老少身体虚弱及妇女疾病等人经常适量食用乌骨鸡,具有滋补养生、保健康复的功效。

乌骨鸡所富含的丙种球蛋白,具有增强免疫力,防治疾病的功效

中国科学院的研究显示,乌骨鸡具有特效的营养及医药价值,乌骨鸡中所富含的丙种球蛋白,有时也被混称为"免疫球蛋白",因为一般免疫球蛋白中大多数为丙种球蛋白,它主要存在于呼吸道、消化道和生殖道黏膜表面,能够增强机体免疫力与预防局部发生病菌感染,对哮喘、过敏性鼻炎、传染性肝炎、麻疹、腮腺炎等病毒感染和细菌感染均有良好的预防功效。

乌骨鸡含有丰富的黑色素,具有抗氧化、延缓衰老的作用

现代药理研究发现,乌骨鸡所含丰富的黑色素,多由黑色胶体物质和大量微量元素所组成,其体内黑色素的含量与药理作用密切相关。黑色素能清除自由基和抑制过氧化脂质形成,有良好的抗氧化功用,并具有延缓人体组织衰老的作用。

乌骨鸡有黑骨白肉、骨肉俱黑的品种,其中肉骨俱黑的乌骨鸡自古以来享有"药鸡"之美称。经常适量食用黑色素含量高的乌骨鸡,不仅能调节人体生理节律,加快身体迅速消除疲劳,增强机体免疫功能,并有良好的抗氧化功用,这对清除机体自由基,排泄体内垃圾,提高人体预防疾病的能力,延缓人体组织衰老,预防肿瘤均具有良好的功效。

乌骨鸡蛋被誉为"鸡蛋中的脑黄金",是营养脑神经、增强记忆力的食疗佳品

现代营养学研究发现,乌骨鸡蛋中含有丰富的亚油酸、亚麻酸、$\omega-3$不饱和脂肪酸等,特别是$\omega-3$不饱和脂肪酸中的"DHA"(二十二碳六烯酸),是促进人体脑神经系统发育的重要物质,对增进和改善大脑机能有重要的效能。

因此,少年儿童经常适量食用乌骨鸡蛋,能促进脑神经系统及视觉系统的健康发育。中老年人经常适量食用,对预防老年性健忘症具有积极的意义,是营养脑神经、增强记忆力的食疗佳品。

乌骨鸡营养保健养生美食

乌骨鸡蛋炒虾仁
原料:乌骨鸡蛋3个,鲜虾仁200克,香葱10克,生姜10克。

调料：花生油 235 克(实耗 60 克)，鸡蛋清 30 克，淀粉 5 克，料酒 5 克，精盐适量。

制法：(1) 乌骨鸡蛋打开，加入少许精盐，搅匀成蛋液；虾仁洗净、沥干，加入鸡蛋清、少许精盐、料酒拌匀，用淀粉上浆；香葱洗净，切成细末；生姜去皮、洗净，切成细末；备用。

(2) 把锅烧热后倒入 35 克花生油，待油温五成热时，放入蛋液翻炒成蛋块，盛出备用。

(3) 把锅烧热后倒入 200 克花生油，待油温五成热时，放入上浆过的虾仁划散至断生，倒入放有漏勺的油罐内，沥干余油，备用。

(4) 将原锅留的底油烧热后，放入生姜末、香葱末爆出香味，放入炒过的乌骨鸡蛋块、炸过的虾仁煸炒几下，加入精盐翻炒几下，调好口味，即可起锅食用。

特点：清香鲜美，营养丰富。

功效：补肾壮阳，强筋健骨，养血通经。

适应证：体弱虚劳、营养不良、心烦不眠、月经不调、产后体虚、乳汁不足、佝偻病、骨质疏松症、房劳早泄、肾虚阳痿、肾阳不足遗精等。

乌骨鸡凤尾菇鲜汤

原料：乌骨鸡 1 只(650 克)，凤尾菇 250 克，香葱 15 克，生姜 15 克。

调料：猪油 10 克，料酒 15 克，精盐、味精各适量。

制法：(1) 将乌骨鸡宰杀，去毛、肠杂、脚爪，洗净，剁成中块，放入沸水锅内略烫一下，捞出后洗净血水，沥干水分，抹上少许精盐、料酒腌制片刻；凤尾菇洗净；香葱洗净，切成中段；生姜去皮、洗净，切成薄片；备用。

(2) 把乌骨鸡块放入砂锅内，加入香葱段、生姜片，倒入适量清水，先用大火煮沸后，再改用文火炖煮至肉酥，放入凤尾菇，加入精盐调味后煮沸 3 分钟，加入味精，调好口味，即可服食。

特点：清香汤浓、肉嫩鲜美。

服用：每 3 日 1 剂，分数次佐餐食用，喝汤食肉。

功效：补益肝肾，养血益髓，丰乳下乳。补虚弱，祛风湿，壮筋骨。

适应证：妇女乳房发育不良及扁小不丰、产后无乳、缺乳等。

汽锅豉汁乌骨鸡

原料：雌乌骨鸡 1 只，水发香菇 30 克，水发木耳 50 克，冬笋肉 30 克，火腿 25 克，生姜 15 克，香葱 15 克。

调料：豉汁 30 克，料酒 60 克，精盐、味精各适量。

制法：(1) 将乌骨鸡宰杀，去毛、肠杂、脚爪，洗净，剁成中块，放入沸水锅内略烫一下，捞出后洗净血水，沥干水分，抹上少许精盐、料酒腌制片刻；香菇去根、洗净；木耳洗去泥沙，摘成小朵；冬笋肉洗净，切成薄片；火腿洗净，切成薄片；生姜去皮、洗净、拍松；香葱洗净，打结；备用。

(2) 把乌骨鸡块置于汽锅内，加入香菇片、木耳、冬笋肉片、火腿片、生姜、香葱结、料酒、豉汁，放入蒸笼内。隔水蒸煮，先用大火蒸沸后，再改用小火蒸 120 分钟，取出汽锅，除去姜葱，加入味精，调好口味，即可服食。

特点：清香，鲜嫩，味美。

服用：每 3 日 1 剂，分数次服食，喝汤食肉。

功效：补虚弱，祛风湿，壮筋骨。

适应证：风湿性关节炎、骨节疼痛拘急、下肢酸楚、阴天病情加剧者。

乌骨鸡山珍煲

原料：乌骨鸡 1 个(750 克)，火腿 30 克，冬笋肉 50 克，水发香菇 50 克，水发木耳 50 克，生姜 15 克，香葱 10 克。

调料：料酒 30 克，猪油 10 克，上汤 50 克，精盐、味精各适量。

制法：(1) 将乌骨鸡宰杀、去毛，剖腹去肠杂、洗净，剁成中块，放入沸水锅内略焯一下，取出沥干，用少许料酒、精盐腌制片刻；火腿洗净，切成薄片；冬笋肉洗净，切成薄片；香菇去根、洗净，切成薄片；木耳洗去泥沙，摘成小朵；生姜去皮、洗净，用刀拍松；香葱洗净，打个葱结；备用。

(2) 把乌骨鸡块、猪油、火腿片、冬笋片、香菇片、木耳、生姜、香葱结一起放入汽锅内，倒入料酒、上汤，放入煲锅内，用文火煮沸 120 分钟至香熟，除去生姜、香葱结，加入精盐、味精调好口味，即可趁热食用。

特点：鲜美嫩酥，营养丰富。

功效：养血补肝，滋阴清热，补肾强骨。

适应证：虚劳羸瘦、骨蒸痨热、缺铁性贫血、五心烦热、潮热盗汗、肾虚遗精、腰膝酸软、骨质疏松症、乳汁不足、月经不调等。

乌骨鸡甲鱼养生煲

原料：乌骨鸡1只（约750克），甲鱼1只（约300克），火腿25克，冬笋肉50克，水发香菇30克，水发木耳50克，香葱30克，生姜30克。

调料：猪油15克，料酒60克，精盐、味精各适量。

制法：(1) 将乌骨鸡宰杀，去毛、去内脏，洗净，剁成中块，放入沸水锅内略焯一下，取出沥干，用少许料酒、精盐腌制片刻；甲鱼宰杀放血，去肠杂、脚爪，洗净，抹上少许精盐、料酒腌制一下；冬笋肉洗净，切成薄片；火腿洗净，切成薄片；香菇去根、洗净；木耳洗去泥沙，摘成小朵；香葱洗净，切成中段；生姜去皮、洗净，用刀拍一下；备用。

　　　(2) 把乌骨鸡、甲鱼放入砂锅内，加入猪油、火腿片、冬笋肉片、香菇、木耳、香葱、生姜，倒入适量清水，先用大火煮沸后，再改用小火煲120～150分钟至肉酥，除去姜葱，加入精盐、味精调好口味，即可食用。

特点：清香肉酥，汤浓鲜美。

功效：滋阴养肝，大补元气，补肾益精。

适应证：年老虚损、阴虚内热、潮热盗汗、骨蒸痨热、肝肾不足、肾虚骨痛、肾虚遗精、骨质疏松症、产后亏虚、崩漏带下等。

乌骨鸡康复食疗妙方

方一

适应证：肾精虚亏、阳痿遗精、阴虚体弱、腰膝酸痛、不能久立等。

妙方：乌骨鸡1只（约650克），生地黄（切成细丝）200克，饴糖120克。

用法：将乌骨鸡宰杀，去毛、肠杂，洗净，把生地黄丝、饴糖放入鸡腹内，用棉线缝合腹部切口，放入大碗内，鸡腹朝上，放入蒸锅内，隔水炖至熟酥，即可服用。

服用：每周1～2剂，分数次食服，连食5～7剂。

功效：补肾滋阴，益精固摄。

方二

适应证：脾虚泄泻,消化不良等。

妙方：乌骨鸡 1 只,党参 30 克,砂仁 3 克,茯苓、白术各 15 克,蔻仁、生姜各 10
克,调料少许。

用法：将乌骨鸡宰杀时,从肛门处开口取出内脏,把党参、砂仁、茯苓、白术、蔻
仁、生姜,塞入鸡腹内,以竹签缝合鸡腹,放入锅内,倒入适量清水,用文
火煲至肉熟汤浓,加入调料调好口味,即可服用。

服用：每周 1 剂,分多次温服,喝汤食肉,连食 3 剂。

功效：健脾止泻。

方三

适应证：月经不调、血虚经闭。

妙方：乌骨鸡肉 150 克,丝瓜 100 克,鸡内金 10 克,调料少许。

用法：将乌骨鸡肉洗净,切成小块,丝瓜洗净,切成小块,与鸡内金一起放入碗
内拌匀,放入蒸锅内。先用大火煮沸后,再改用文火蒸至熟软取出,加
入调料调好口味,即可服用。

服用：每日 1 剂,分 2 次温服,喝汤食肉,连食 5 剂。

功效：滋阴补虚,养血通经。

方四

适应证：由气血虚弱引起的潮热、盗汗、月经不调等。

妙方：乌骨鸡 1 只,熟地黄、当归、白芍、知母、地骨皮各 10 克,调料少许。

用法：将乌骨鸡宰杀,从肛门处开口取出内脏,把熟地黄、当归、白芍、知母、地
骨皮纳入鸡腹内,以竹签缝合鸡腹,放入锅内,倒入适量清水,用文火煲
至肉熟汤浓,加入调料调好口味,即可服用。

服用：每周 1 剂,分多次温服,喝汤食肉,连食 5 剂。

功效：滋阴补肾,养血益气。

方五

适应证：瘀血体虚产后发热。

妙方：乌骨鸡 1 只,党参 30 克,当归 20 克,葱结 25 克,姜块 20 克,糟汁 10 克,
调料少许。

用法：将乌骨鸡宰杀，从肛门处开口取出内脏，把党参、当归、姜块、葱结纳入
　　　鸡腹内，以竹签缝合鸡腹，放入锅内，倒入适量清水，用文火煲至肉熟汤
　　　浓，加入调料调好口味，即可服用。

服用：每周 1～2 剂，分多次温服，喝汤食肉，连食 5～7 剂。

功效：滋阴清热，补虚益肾，活血化瘀。

方六

适应证：肺癌。

妙方：乌骨鸡 1 只（约 750 克），冬虫夏草 10 克，精盐、味精各少许。

用法：将乌骨鸡宰杀，去毛、肠杂，洗净，腹内纳入冬虫夏草，用棉线缝封腹部，
　　　放入碗内，隔水炖至熟透，即可服用。

服用：每隔 3 日 1 剂，分数次服，喝汤食肉。

功效：滋肺补肾，补虚散结。本方资料来自《奉化方食》，配合药物治疗有
　　　良效。

鸭肉 —— 补虚滋阴、健脾养胃

话 说 鸭 子

　　鸭子又称鹜、家凫，为雁形目鸭科鸭亚科水禽的统称，鸭子喜欢合群生活，胆怯，母鸭好叫，公鸭则嘶哑，无飞翔力，善于游泳，主要食用江湖中小虾、小鱼、泥鳅、螺蛳等小动物，也食用谷类、蔬菜、水草、稗子等植物，卵生，有野鸭、家鸭之分。野鸭颈短，体型较小，飞行距离有限，常年生活在水面上，潜水能力较强。家鸭是一种常见家禽，由野生绿头鸭和斑嘴鸭驯化而来，体型相对野鸭较大，但不能在水中待太久。

【诗文欣赏】

　　鸭子是历来为人们所喜爱的一种常见家禽，古代文人墨客吟"鸭子"的诗句不少。

　　唐代著名诗人白居易在《官舍闲题》中吟道："职散优闲地，身慵老大时。送春唯有酒，销日不过棋。禄米獐牙稻，园蔬鸭脚葵。饱餐仍晏起，余暇弄龟儿。"生动描绘了当时作者休闲的生活场景。

　　宋代著名诗人苏轼在《惠崇春江晚景》中写曰："竹外桃花三两枝，春江水暖鸭先知。蒌蒿满地芦芽短，正是河豚欲上时。"只用了桃花初放、江暖鸭嬉、芦芽短嫩等寥寥几笔，就勾勒出早春江景生动优美的景色。

　　宋代诗人戴敏在《初夏游张园》中云："乳鸭池塘水浅深，熟梅天气半晴阴。东园载酒西园醉，摘尽枇杷一树金。"语言通俗，形象生动，描绘了初夏生态的特色，充满动感和色彩的景色表达了作者愉悦之情。

【烹饪简介】

　　鸭肉是一种美味滋补的食材，烹饪方法较多，炒、熘、烤、烧、炖汤等无所不可，如炒鸭心花、熘鸭片、扒鸭掌、烤鸭、香酥鸭、老鸭炖虫草等，尤其"北京烤鸭"为全国风味名菜,皮薄肉嫩,肥而不腻,吃口酥香,味美绝伦,往往是北京宴会上的上乘肴馔,正如古人曰:"鸭肉美,就连家鸡都喜食之。"

家中烹饪鸭肉的菜肴,先要把鸭子尾端两侧两个猪肝色肉豆(臊豆)去掉,用淘米水浸泡半个小时(全部浸入),取出洗去淘米水,放入(两三瓣大蒜加一点点米醋)开水中烫2～3分钟捞出,再用清水中洗去血水,沥干水分,鸭臊腥味就可去掉。

如在家中用老鸭肉炖汤时,不宜用猛火炖煮,如果先用冷水加入少许食醋泡半小时,再用小火炖煮,老鸭就会变得肉质鲜嫩。烹饪老鸭时,加入几块生木瓜、几只田螺一起放入锅内同煮,鸭肉就很容易煮酥。鸭汤中加入食盐要少量,肉汤会更加鲜美。

选购小窍门

选购鸭子:一要观皮色:皮雪白光润、脚呈黄色是嫩鸭;皮呈黄色、脚深黄色是老鸭;脚色黄中带红的是老嫩适中的鸭子。二要辨羽毛:羽毛光洁鲜艳、嘴上没有花斑的是嫩鸭;羽毛灰暗、嘴上有花斑的是老鸭。三要掂重量:同样的个头,老鸭比嫩鸭重。四要摸鸭嘴与胸骨:嫩鸭嘴壳根部软、胸骨尖也软,老鸭嘴壳根部硬、胸骨也硬。

【营养价值】

每100克鸭肉中含有蛋白质15.50克、脂肪19.70克、维生素A 52.00微克、硫胺素0.08毫克、泛酸1.13毫克、烟酸4.20毫克、核黄素0.22毫克、维生素E 0.27毫克、钙6.00毫克、磷122.00毫克、铁2.20毫克、锌1.33毫克、铜0.21毫克、锰0.06毫、钾191.00毫克、镁14.00毫克、硒12.25微克、胆固醇94.00毫克等营养成分。

鸭肉中含有丰富的B族维生素、烟酸等营养素,B族维生素具有调节新陈代谢、维持皮肤和肌肉的健康、增进免疫系统和神经系统的功能,能预防脚气病、神经炎及多种炎症等。烟酸是维持神经系统健康和大脑机能正常运作的维生素,对充满工作压力的现代人来说,绝对不可以忽视它重要的生理功能。烟酸也是构成人体内两种重要辅酶的成分之一,对预防复发性心肌梗死的发生具有良好的作用。因此,中老年人经常适量食用鸭肉对养生保健、预防疾病具有积极的意义。

鸭的品种不同,其营养物质的含量亦有的不同,如湖北出产的瘦鸭蛋白质含量高达 21.1%,脂肪含量仅为 6.4%,而北京填鸭蛋白质含量只有 9.3%,脂肪含量却高达 41.3%。因此,一般瘦型的鸭肉较受消费者的欢迎,也是养生进补的首选。

鸭蛋营养丰富,可与鸡蛋媲美,其中的蛋白质含量和鸡蛋相当,而微量元素总量远胜鸡蛋,尤其铁、钙含量极为丰富。铁是血红蛋白的重要部分,也是人体构成必不可少的元素之一,对预防和改善贫血具有积极的作用。

【文献记载】

我国历代医学家把鸭肉视为治病的良药,并根据临床实践对其药用价值进行了研究与论述,现选录如下。

唐代医学家孟诜在其编撰的《食疗本草》中曰,鸭肉"补中,益气,消食。消毒热,利水道,治小儿热惊痫,头生疮肿。又和葱豉作汁饮之,去卒烦热"。

南北朝医学家陶弘景在其编撰的《名医别录》中说,鸭肉"补虚除热,和藏府,利水道。主小儿惊痫"。

明代著名药物学家李时珍在其所著的《本草纲目》中言:"鸭,水禽也,治水利小便,宜用青头雄鸭,取水且生发之象。治虚劳热毒,宜用乌骨白鸭。"

明代医药家兰茂在《滇南本草》中说:"老鸭同猪蹄煮食,补气而肥体;同鸡煮食,治血晕头痛。"

清初医学家郭佩兰在《本草汇》中说,鸭肉"滋阴除蒸,化虚痰,止咳嗽"。

清代医学家张璐在《本经逢原》中说,鸭肉"温中补虚,扶阳利水,是其本性。男子阳气不振者,食之最宜,患水肿人用之最妥。黑嘴白尾者,治肠胃久虚。葛可久白凤膏用之,取金水相生之义。绿头老鸭,治阳水暴肿"。

清代医学家汪绂《医林纂要》中说:"鸭(肉)能泻肾中之积水妄热,行脉中之邪湿痰沫,故治劳热骨蒸之真阴有亏,以至邪湿之生热者,其长固在于滋阴行水也。去劳热,故治咳嗽,亦治热痢。"

清代医学家王士雄在其编撰的《随息居饮食谱》中谓,鸭肉"滋五脏之阴,清虚劳之热,补血行水,养胃生津,止嗽息惊,消螺狮积"。

清代医学家汪绂《医林纂要》中说,鸭蛋"补心清肺,止热嗽,治喉痛。百沸汤冲食,清肺火,解阳明结热"。

【适宜应用】

中医学认为,鸭肉性寒、味甘,入肺、脾、肾经,具有滋阴补虚、健脾养胃、润肺止咳、利水消肿、清虚热等功效,适用于头晕头痛、口干口渴、阴虚阳亢、阴虚内热、阴虚盗汗、久病体衰、虚弱水肿、干咳少痰、咽喉干燥、失眠、虚劳骨蒸发热、水肿不消等。

中医学认为,鸭全身皆可药用。鸭内金具有消食化积之功效,可治疗噎膈反胃、嗳腐吞酸、食积胀满、诸骨鲠喉等症。鸭血具有补血、解毒之功效,可治疗贫血虚弱、劳伤吐血、药物中毒等症。

现代医学研究发现,鸭肉适用于肝硬化腹水、慢性肾炎水肿、营养不良、营养不良性水肿、肿瘤等。

中医学认为,鸭蛋性凉、味甘咸,入肺、脾经,具有大补虚劳、滋阴润肺、益胃养血、清热生津之功效,适用于肺阴亏虚、燥热咳嗽、口干而渴、咽干喉痛、干咳少痰、胃阴亏虚、鼻衄、膈热、干呕、齿痛、腹泻痢疾、大便干结等患者的康复保健。

现代医学研究发现,鸭蛋是营养不良、贫血、体质虚弱、病后调养等患者的康复保健食品。

温馨提醒

鸭肉性寒,凡外感未清、脾虚便溏、胃部冷痛、腹泻清稀、肠风下血、虚寒腰痛、寒性痛经等患者不宜食用;肥胖症、动脉硬化、慢性肠炎患者应少食;鸭与木耳、胡桃、荞麦、李子、杨梅、兔肉相克不宜同食,以免引起胸闷腹胀、消化不良、腹泻等不良反应。北京填鸭多适合做烤鸭,肥胖症、血脂偏高、动脉硬化、冠心病、高血压等患者应予忌食。

我国以鸭为原料加工的食品很多,如腊鸭、熏鸭、烤鸭、板鸭、烧鸭、酱鸭、卤鸭等,虽然味道鲜美,别具风味,但是这些加工过的鸭肉都多少含有一些防腐剂,尤其腊鸭、熏鸭、烤鸭等加工过程中还会产生苯并芘物质,这是一种毒性很大的强烈致癌物,对人体具有非常明显和潜在的巨大危害。因此,不能经常食用腌制、烟熏和烘烤的鸭肉,以免诱发癌症。

　　鸭蛋不宜多食，多食诱发疮疖等。凡脾阳不足、寒湿下痢、食后气滞痞闷、高脂血症、动脉硬化、脂肪肝、高血压、癌症等患者忌食；肾炎患者忌食皮蛋。凡服用克感敏、索密痛片、氨基比林等解热镇痛药时也不宜同时食用咸鸭蛋，避免引起不良反应。

鸭肉的食疗功效

我国民间称鸭肉为"补虚劳之圣药"

　　鸭肉的营养价值与鸡肉相仿，其滋补作用却优于鸡肉，具有滋五脏之阴、清虚劳之热的功用，经常适量食用可大补阴元，强身益寿。一般养生进补应选择积年老公鸭，以老而白，白而骨乌者为佳品。我国民间把鸭肉称为"补虚劳之圣药"，还有"煮烂老公鸭，功比参芪大"之说。如鸭肉与海带一起炖食，不仅味道鲜美，而且具有软化血管、降低血压的功效，对老年性动脉硬化和高血压、心脏病等患者具有较好的食疗作用。用老鸭与海参一起煲汤喝，炖出的鸭汁，善补五脏之阴，清虚痨之热，有很好的滋补功效，尤其适合病后体虚、体虚上火、癌症及术后放疗化疗等患者食用。

鸭油类似橄榄油，烹饪菜肴有利于养生保健

　　鸭油就是鸭子的脂肪，它不同于其他动物油，其各种脂肪酸的比例接近理想值，化学成分和橄榄油很像，熔点低、易于消化，为不饱和脂肪酸和低碳饱和脂肪酸，胆固醇含量远远低于其他动物油，是动物油中比较有益于人体健康的一种。据有关报道，法国西南部的加斯科尼人很少患心血管疾病，主要原因可能就是他们习惯用鸭油烹饪菜肴。

鸭肉是高血压患者的食疗佳品

　　据现代药理研究发现，鸭肉是高蛋白、高钾低钠的肉类，每100克鸭肉含钾高达191毫克。钾有助于维持神经健康、心律正常，可以预防中风，并协助肌肉正常收缩。在摄入高钠（食盐）而导致高血压时，钾具有降血压作用。因此，高血压患者日常生活适量多吃点鸭肉取代其他的肉类，对预防疾病具有良好的食

疗作用。

鸭肉是肺结核患者的食疗"灵丹"

中医学认为,鸭肉具有滋阴补虚、润肺止咳、清虚热等功效,尤其对肺结核所引起的阴虚盗汗、阴虚内热、干咳少痰、虚劳骨蒸发热等症状,具有良好的食疗作用。再者,鸭肉含有丰富的蛋白质、脂肪、维生素等营养成分,其中蛋白质为优质蛋白质有利于人体消化吸收,能增强肺结核患者的体质,提高抵抗疾病的能力。因此,中医认为,鸭肉是肺结核患者的食疗"灵丹"。

咸鸭蛋富含钙质,具有补充钙质、预防骨质疏松的食疗功能

我国民间多把新鲜鸭蛋加工成咸鸭蛋,这是一种色、香、味均佳的风味佐餐食品。咸鸭蛋营养丰富,含有蛋白质、氨基酸、脂肪、维生素以及钙、磷、铁等微量元素,而且容易被人体吸收,优质的咸鸭蛋咸度适中、味道鲜美,备受老百姓的喜食。咸鸭蛋经过盐水浸泡后,大量的有机钙溶入蛋白与蛋黄之中,其含钙量为新鲜鸭蛋的三倍。钙是人体内含量最多的一种微量元素,享有"生命元素"之称。如果机体钙摄入不足,人体就会出现生理性钙透支,造成血钙水平下降,引发高血压、骨质疏松、尿路结石、手足搐搦症等疾病。

因而,中老年人经常适量食用咸鸭蛋对补充钙质、促进骨骼生长、预防骨质疏松等具有良好的保健食疗功能。但是,孕妇最好少食为宜,以免盐分摄入过量,易导致孕妇高度水肿、妊娠高血压综合征的发生,使血液循环剧减,减少胎儿的血液供给,造成胎儿缺氧,影响生长发育。还有水肿、肾病、高血压等患者及婴幼儿不宜食用。

鸭肉营养保健养生美食

香辣鸭肉丝

原料:净烤鸭肉 250 克,熟芝麻 5 克,泡红辣椒 2 个,香菜 20 克,香葱 5 克,生
　　　姜 10 克。

调料:辣椒油 10 克,料酒 10 克,上汤 15 克,精盐、味精、白糖、香油各少许。

制法:(1) 将烤鸭肉切成 0.3 厘米厚、6 厘米长的粗丝;泡红辣椒去蒂、洗净,切
　　　成细丝;香菜洗净,切成小段;香葱洗净,切成细丝;生姜去皮、洗净,

切成细丝;备用。

(2) 把锅烧热后,放入辣油,待油温六成热时,放入泡红辣椒丝、香葱丝、生姜丝爆出香味,放入烤鸭丝翻炒片刻,烹入料酒、上汤烧沸,放入香菜、白糖炒匀,加入精盐、味精调好口味,撒上熟芝麻,淋上香油,即可食用。

特点:香辣味美,四川风味。

功效:开胃健脾,补虚强身,养血益气。

适应证:食欲不振、食少体弱、营养不良、身体虚弱、气血不足、气短乏力、病后体虚等。

子姜炒鸭块

原料:净鸭肉 350 克,嫩子姜 50 克,青椒 50 克,泡红辣椒 1 个,香葱 15 克,鸡蛋清 1 个。

调料:豆油 250 克(实耗 50 克),料酒 5 克,淀粉 5 克,上汤 15 克,米醋、精盐、味精、白糖、香油、胡椒粉各少许。

制法:(1) 将鸭肉用淘米水浸泡、洗净,用少许米醋开水烫焯一下,洗去血水,去掉鸭臊腥味,切成小块,沥干水分,用精盐、料酒、鸡蛋清、淀粉抓匀挂浆;子姜去皮、洗净,切成薄片;青椒、泡红辣椒去蒂籽、洗净,切成小块;香葱洗净,切成细末;备用。

(2) 把锅烧热后,倒入豆油,待油温五成热时,放入挂浆的鸭肉块,用筷子划散炒至断生,取出后沥干余油,备用。

(3) 原锅留少许底油烧热后,放入子姜片、香葱末炸出香味,放入青椒块、泡红辣椒块翻炒片刻,放入鸭肉块、料酒、上汤、精盐炒匀至香熟,加入精盐、味精调好口味,淋上香油,撒上胡椒粉,即可起锅食用。

特点:味道鲜美,香辣利口。

功效:健脾养胃,补虚消肿。

适应证:脾虚气弱、食少纳呆、营养不良、畏寒肢冷、虚劳羸瘦、病后体虚、肾虚遗精等。

山珍老鸭补虚汤

原料:老鸭子 1 只(约 1 500 克),冬笋肉 100 克,竹荪 50 克,水发香菇 50 克,水发木耳 50 克,老姜 1 块,香葱 15 克。

调料：料酒 25 克，米醋、精盐、味精各少许。

制法：(1) 将鸭子宰杀、去羽毛，剖腹去内脏，用淘米水浸泡、洗净，剁成中块；竹荪用温水泡发片刻，去掉头部网状物及根部小白圈，洗去泥沙，切成长条块；冬笋洗净，切成菱形片；香菇去蒂、水发木耳去沙泥，洗净；老姜洗净，用刀拍扁；香葱洗净，切成小段；备用。

(2) 把鸭块、老姜、香葱段、少许米醋一起放入锅内，倒入清水没过鸭块，用大火煮沸出血沫时，捞出鸭块、老姜、香葱段，用清水中洗去血水，沥干水分，备用。

(3) 再把鸭块、老姜、香葱段一起放入大汤锅内，加入冬笋、竹荪块、香菇、料酒、适量清水，盖上锅盖用大火煮沸后，改用小火炖煮约100～120分钟，加入精盐、味精调好口味，盖上锅盖继续用小火炖煮约 15 分钟，即可起锅食用。

特点：营养丰富，醇香鲜美。

功效：滋阴清热，补虚强壮，健脾养胃。

适应证：久病体衰、虚弱水肿、阴虚内热、咽干口渴、肺结核、干咳少痰、虚劳发热、糖尿病、癌症等。

滋阴清热老鸭汤

原料：老鸭 1 只(约 1 500 克)，猪肉 100 克，水发海参 200 克，冬瓜 750 克，芡实、米仁各 30 克，香葱 25 克，生姜 15 克。

调料：料酒 15 克，香油 5 克，精盐、味精、花椒各少许。

制法：(1) 将鸭子宰杀、去毛，剖腹开膛去内脏，用淘米水浸泡、洗净，剁成中块，用少许米醋开水中烫 2～3 分钟捞出，再用清水中洗去血水，去掉鸭臊腥味，沥干水分，用抹上少许料酒、精盐腌制片刻；猪肉洗净，切成条块；海参洗净，切成条块；冬瓜去皮籽、洗净，切成中条块；芡实、米仁洗净，用清水浸泡半天；生姜洗净，用刀拍一下；香葱洗净，打成香葱结；备用。

(2) 先把鸭肉块放入锅内，倒入适量清水，先用大火煮沸后，撇去汤中浮沫，加入猪肉块、芡实、米仁、生姜、香葱结、料酒、花椒，移至中火煮沸约 100 分钟，放入海参块、冬瓜块煮沸后，再改用小火煮沸至鸭肉将软时，加入精盐、味精调好口味，再煮沸一下，即可起锅，趁热食用。

特点：鲜香味美，营养丰富。

功效：滋阴清热，健脾养胃、补虚消肿。

服用：每周 1 剂，分多次温服佐餐，喝汤食肉，连食 3 剂。

适应证：虚劳发热、病后调养、阴虚内热、脾虚体弱、糖尿病、虚弱水肿、慢性肾
　　　　炎水肿、肝硬化腹水、癌症、放疗化疗等。

清蒸强身虫草全鸭

原料：老雄鸭 1 只，冬虫夏草 10 克，葱白段、生姜块。

调料：精盐、料酒、味精、胡椒粉各适量。

制法：(1) 将老雄鸭宰杀，去毛、肠杂，用淘米水浸泡、洗净，用少许米醋开水烫
　　　　　焯一下捞出，洗去血水，去掉鸭臊腥味，沥干水分，用刀把鸭头对半
　　　　　剁开，将 8～10 根冬虫夏草放入鸭头内，用线扎牢，剩余的冬虫夏草
　　　　　与葱白段、生姜块一起放入鸭肚内，用棉线缝好，备用。

　　　　(2) 将整理好的鸭子放入大盆内，腹部朝上，加入少许清水、精盐、料酒、
　　　　　胡椒粉，盖上湿餐巾纸封口，放入蒸笼内，用大火隔水蒸 2～3 小时
　　　　　至鸭肉熟烂，除弃餐巾纸、姜葱，加入精盐、味精调味，即可服用。

特点：清香汤浓，味道鲜美。

服用：每周 1 剂，分数次食服，喝汤食肉，连食 3～5 剂。

功效：补虚润肺，益肾填精，壮阳强身。

适应证：肺阴虚咳喘、久病体衰、病后体虚，阳痿遗精，腰膝酸软，久虚不复等。

滋阴润肺鸭蛋糕

原料：鸭蛋 2 个。

调料：冰糖 35 克。

制法：将鸭蛋洗净，打入碗内打散，冰糖捶成细屑，用少许沸水溶化，待冷却后
　　　　倒入盛有鸭蛋液的碗内调匀，放入蒸锅内，用大火隔水蒸 15～20 分钟
　　　　成蛋糕，即可服食。

特点：甜嫩可口，营养丰富。

服用：每日 1 剂，分 2 次温服，连服 5～7 剂。

功效：滋阴补虚，润肺生津。

适应证：肺阴不足、肺气上逆、痉咳阵作、咳声无力等。

备注：凡糖尿病患者忌食。

鸭肉康复食疗妙方

方一

适应证：病后虚肿。

妙方：老鸭 1 只，川厚朴 6 克。

用法：将老鸭洗净，把川厚朴放入鸭腹内，放入锅内，倒入适量清水，用文火炖煮至肉酥汤浓，加入调料，即可服用。

服用：每周 1 剂，分多次温服，喝汤食肉，连食 3 剂。

功效：补虚强身，利水消肿。

方二

适应证：肾虚遗精、脾虚水肿、骨蒸劳热、糖尿病等。

妙方：老鸭 1 只，芡实 150 克，生姜、香葱、食盐、味精等调料适量。

用法：将老鸭洗净，剁成大块，与芡实（用清水浸泡半天）、生姜香葱、一起放入锅内，倒入适量清水，用文火炖煮至肉烂汤浓，加入食盐、味精调好口味，即可服用。

服用：每周 1 剂，分多次温服佐餐，喝汤食肉，连食 5 剂。

功效：补肾固精，滋阴清热，健脾利水。

方三

适应证：慢性肾炎水肿。

妙方：老鸭 1 只，大蒜头 5 个。

用法：将老鸭洗净，大蒜头去皮，纳入老鸭腹内，放入锅内，倒入适量清水，用文火煮沸至肉烂汤浓，即可服用。

服用：每周 1 剂，分多次温服，喝汤吃鸭肉、大蒜，连食 3 剂。不可加食盐调味，但可加少量白糖调味。

功效：滋阴清补，利水消肿。

方四

适应证：肺阴虚咳喘、慢性胃炎（胃阴不足）、津枯肠燥之便秘、糖尿病等。

妙方：老鸭1只，北沙参、玉竹各50克，生姜、大葱、食盐、味精等调料适量。

用法：将老鸭洗净，把玉竹、北沙参纳入纱布袋内，与生姜、大葱一起放入锅内，倒入适量清水，用小火炖煮至肉烂汤浓，拣去药袋，加入食盐、味精调好口味，即可服用。

服用：每周1剂，分多次温服佐餐，喝汤食肉，连食3剂。

功效：滋阴清补，健脾养胃，润肺止咳。

方五

适应证：久病体衰、阴虚内热、脾胃虚弱引起的气衰血虚症状。

妙方：老鸭1只，瘦猪肉100克，党参、北芪各15克，陈皮10克，料酒、生姜、大葱、食盐、味精等调料适量。

用法：将老鸭、瘦猪肉洗净，剁成大块，把党参、北芪、陈皮纳入纱布袋内，与生姜、大葱一起放入锅内，倒入适量清水，用小火炖煮至肉烂汤浓，拣去药袋，加入食盐、味精调好口味，即可服用。

服用：每周1剂，分多次温服佐餐，喝汤食肉，连食3剂。

功效：健脾养胃，养血益气，滋阴补虚。

方六

适应证：咽干喉痛、鼻衄、头胀头痛等。

妙方：青壳鸭蛋2个，马兰头250克。

用法：将鸭蛋、马兰头（切段）洗净，一起放入锅内，倒入适量清水，用文火煮至蛋熟后，剥去蛋壳再放入汤内煮至黑青色，即可食用。

服用：每日1剂，分2次服用，每次喝汤吃1个蛋，连服3～5剂。

功效：滋阴补虚，清热解毒。

鹅肉 ——补虚益气、益胃止咳

话 说 鹅 肉

鹅又称家鹅、家雁、舒雁，为鸟纲雁形目鸭科的动物，中国家鹅源自野生的鸿雁，为人类驯化的一种家禽。鹅，嘴扁而阔，额部有肉瘤，颈长，羽毛白色或灰色，腿高尾短，脚趾间有蹼，善于游泳。鹅是素食主义者，最爱吃的是稻谷、蔬菜、藻类、水生植物等，不食鱼虾等荤食。成年的鹅比鸭长得大而肥壮，一年四季节均可宰杀上市。

【历史概述】

我国养鹅已有 5 000 多年的历史。东汉时期学者杨孚在我国第一部《岭南异物志》云："邕州蛮人选鹅腹毳毛为衣、被絮，柔暖而性冷。婴儿尤宜之，能辟惊痫。"明代著名药物学家李时珍在《本草纲目》中言，鹅"江淮以南多畜之。有苍、白二色，及大而垂胡者，并绿眼黄喙红掌，善斗，其夜鸣应更"。春秋时代著名学者师旷在《禽经》中云，鹅，"脚近臎者能步，鹅、鹜是也。又云：鹅能唼蛇及蚓，制射工，故养之能辟虫虺，或言鹅性不食生虫者，不然。"清代著名医学家赵学敏在《本草拾遗》中说："苍鹅食虫，白鹅不食虫。主渴以白者胜。"

鹅一般饲养于河湖近旁，有合群性，善游泳，嗜食青草。我国南方各地农村民宅，历来喜欢饲养鹅看家防盗。鹅见到生人进门，就会引颈高叫，声音洪亮，鹅的力气大，且会咬人，能把小偷吓跑，这就是它的看家本领。

【传说典故】

东晋时期著名书法家王羲之非常喜欢鹅，据说，有一次王羲之出外游玩，看到一群雪白的鹅十分漂亮，很想买回家饲养，后来打听到这群白鹅是附近一个道士饲养的。他马上找到那位道士，就与他商谈要购买这群白鹅之事。那个道士得知他就是大名鼎鼎的王羲之，便说：这群白鹅不能卖钱，只要"书圣"

你能为我抄一部《老子黄庭经》，我就把这群白鹅送给你，王羲之欣然答应。这就成为"书法换白鹅"的千古佳话。

"书圣"王羲之喜爱鹅是出了名的，他认为养鹅不仅能陶冶情操，还能从观察鹅的动作形态中领悟到一些书法运笔的章法，并在所居住的兰亭之中建造了一个养鹅的池塘，取名曰"鹅池"。池边建有一个碑亭，石碑刻有"鹅池"两字，笔力遒劲，字体雄浑，人们看了交口称赞。相传这块石碑，还有一个美妙的典故。有一天，王羲之想为养鹅的池塘提笔书写"鹅池"两个字。刚写完一个"鹅"字时，突然一位朝廷大臣拿着皇帝的圣旨来到王羲之的家里。王羲之得知只好马上停下笔来，整衣前去迎接圣旨。此时，在旁边观看王羲之写字的王献之（也是一个有名的书法家），见父亲只有书写了一个"鹅"字，"池"字还未写上，就顺手提笔书写上一个"池"字。"鹅池"一碑二字，父子合璧，如此相似，如此协调，这就成为"书法"史上留下的一段佳话。

【诗文欣赏】

唐代著名诗人骆宾王七岁就在《咏鹅》中吟道："鹅，鹅，鹅，曲项向天歌。白毛浮绿水，红掌拨清波。"作者以一个儿童的眼光写出了鹅游水嬉戏，生动活泼的神态。

【烹饪简介】

鹅体大肉多，肉鲜嫩松软，清香不腻，烹饪方法基本与鸭肉相似，可炒、烧、烤、炖等，其中以煨汤居多。我国广东的烧鹅、浙江乐清的熏鹅、苏州的糟鹅、南京的烤鹅与盐水鹅，醇香味美，是宴会上的佳肴。欧美各国圣诞节晚上喜欢食用烤鹅大餐。鹅还可以加工成酱鹅、烧鹅、烤鹅、熏鹅、炸鹅等熟食制品，食用方便，别具风味。

鹅肝是世界上公认的上等营养食品之一，营养价值远远超过蛋奶、鱼肉等食品，是多种维生素、各种微量元素的宝库，具有养目补血的功效。欧洲人将鹅肝与鱼子酱、松露并列为"世界三大珍馐"，肥鹅肝中所富含油脂甘味的味精主要成分"谷氨酸钠"，可以说是"自带味精"，烹饪时有一股特别诱人的香味，趁热食用味道更为清香鲜美。

家中加工烹饪鹅肉，先将鹅宰杀放血后，剖腹除去内脏，去头、颈、翅、脚，放入清水中浸泡半小时，除去血水，再用清水冲洗干净。注意烧前一定要焯水，洗去浮沫，不论红烧还是煮汤，一定要放些八角、桂皮、茴香、山奈、草果、丁香等香料,不仅可去掉鹅肉的臊腥味,还有增香提鲜的作用。

选购小窍门

鹅肉的选购,一要闻味:新鲜的鹅肉有点腥,如有些臭味或霉味者,这肉已经变质不能选购。二要摸肉体:应选购用手压肉体后的凹陷能立即恢复,不黏手、表皮干燥的鹅肉。不要挑选水较多、肉质稀松的鹅肉。三要观皮色:应选购白色或淡黄色并带浅红色的鹅肉,肉色呈新鲜红色、血水渗出太多为新鲜佳品。如鹅肉色已呈暗红,就不太新鲜了,不宜选购。四要挑部位:应选择表皮光泽、翼下肉厚、尾部肉多而柔软的鹅肉。

【营养价值】

每 100 克鹅肉中含有蛋白质 17.90 克、脂肪 19.90 克、维生素 A 42.00 微克、硫胺素 0.07 毫克、核黄素 0.23 毫克、烟酸 4.90 毫克、维生素 E 0.22 毫克、钙 4.00 毫克、磷 144.00 毫克、钾 232.00 毫克、镁 18.00 毫克、铁 3.80 毫克、锌 1.36 毫克、铜 0.43 毫克、锰 0.04 毫克、硒 17.68 微克、胆固醇 74.00 毫克等营养成分。

鹅是食草动物,鹅肉中所含的蛋白质与氨基酸的含量,比鸡肉、鸭肉、猪肉、牛肉都高,其中赖氨酸含量比肉仔鸡还高。从生物学价值上来看,因鹅肉氨基酸组成较接近人体所需氨基酸的比例,其肉是营养价值最高的全价蛋白质,可以满足幼儿、儿童和青少年生长发育所必需的各种氨基酸。鹅肉还富含维生素 A、B 族维生素与钙、钾、镁、铁、硒等微量元素,这些营养物质不仅是人体维持生命所必需的营养素,而且还具有良好的生理价值。

【文献记载】

我国历代医学家把鹅肉视为治病的良方,并根据临床实践对其药用价值进行了研究与论述,现选录如下。

南北朝医学家陶弘景在其编撰的《名医别录》中说,鹅肉"利五脏"。

唐代本草学家日华子在《日华子本草》中说:"白鹅,解五脏热,止渴。苍鹅,发疮脓。"

清代著名医学家赵学敏在《本草拾遗》中说,鹅肉"主消渴,煮鹅汁饮之"。

清代著名医学家黄宫绣在《本草求真》中说,鹅肉"性平而凉,人服之而可以解五脏之热及于服丹之人最宜者"。

清代医学家王士雄在其编撰的《随息居饮食谱》中谓,鹅肉"补虚益气,暖胃生津。性与葛根相似,能解铅毒"。

【适宜应用】

中医学认为,鹅肉性平、味甘,入脾、肺、肝经,具有补虚益气、化痰止咳、益胃止渴、解铅毒等功效,适用于食欲不振、脾虚气弱、咳嗽、哮喘痰壅、口渴少津、消渴、虚羸、老年水肿、气血不足、气短乏力、营养不良、身体虚弱等症。

鹅胆汁具有清热、解毒、杀虫之功效,可治疗痔疮、杨梅疮、疥癞等症。

现代医学研究发现,鹅肉适应于急慢性气管炎、哮喘、肺气肿、糖尿病、慢性肾炎等症。

温馨提醒

中医认为,鹅肉气味俱厚,为发风之物,多食易发毒、发疮、发疮脓,故不宜多吃,以免引起旧病复发。凡温热内蕴、皮肤疮毒、皮肤瘙痒症、痼疾、慢性病等患者忌食。嫩鹅肉有毒,食用害人,老鹅的肉适于食用。鹅肉与柿子、鸭梨、鸡蛋相克不宜同食,以免不良反应。

鹅肉的食疗功效

鹅肉被联合国列为重点发展的绿色健康食品之一

鹅肉中所含的脂肪不仅比其他肉类要低得多,而且多为不饱和脂肪酸,尤其亚麻酸含量超过其他肉类,亚麻酸是增强身体健康的人体必需脂肪酸,是生命进化过程中的基本物质之一。每100克鹅肉中仅含74毫克胆固醇,是含胆固醇含量较低的肉类,是有利于人体健康的保健食品,特别适宜中老年人食用,有助于预防高脂血症、动脉粥样硬化、心脑血管疾病。由此,2002年鹅肉被联合国粮农组织列为21世纪重点发展的绿色健康食品之一。

我国民间素有"喝鹅汤、吃鹅肉，一年四季不咳嗽"之说

依据中医学说，鹅肉具有补虚益气、化痰止咳等功效，适用于咳嗽、哮喘痰壅等症。现代医学研究发现，鹅肉对急慢性气管炎、哮喘、肺气肿等疾病有缓解作用。所以，不论鹅肉煲冬瓜，还是鹅肉炖萝卜，都是"秋冬养阴"的调养佳肴。冬季的鹅肉营养最丰富，也最好吃，清香不腻，鲜嫩松软，是冬季进补的食疗佳品，尤其对预防和缓解感冒、咳嗽病症、急慢性气管炎、肺气肿、哮喘痰壅具有良好的食疗作用。

鹅肉是糖尿病患者理想的食疗上品

中医学认为，鹅肉具有补虚益气、益胃止渴毒等功效，适用于口渴少津、消渴（糖尿病）、气血不足、气短乏力、营养不良、身体虚弱等症。现代医学研究发现，鹅肉适用于糖尿病、慢性肾炎等疾病有缓解作用。因此，凡经常口渴、乏力、气短、食欲不振者，经常适量喝鹅汤、吃鹅肉，既可补充营养，又可缓解症状。

鹅血富含免疫球蛋白，具有预防和缓解癌症的功效

现代药理研究发现，鹅血中含有丰富的免疫球蛋白，是一种广谱天然的活性抗体，能升高白细胞，促进淋巴细胞的吞噬功能，增强机体的免疫功能，对艾氏腹水癌的抑制率达 40％以上。一般肿瘤的发病率和免疫功能有密切的关系，大多数患有恶性肿瘤的患者，其机体的免疫功能显著下降。鹅血中富含免疫球蛋白，有助于人体自身免疫系统的加强，促进人体淋巴细胞对癌细胞的吞噬功能，达到预防和缓解癌症的功效。鹅血中还含有一种抗癌因子的活性物质，能增强人体体液免疫，控制化学致癌物形成的肿瘤，抑制癌细胞的生长与发展。有些制药厂以鹅血、鹅血清等为原料，制成鹅血片用于预防和缓解各种癌症，并获取较好的临床疗效。

鹅肉营养保健养生美食

豆豉炒鹅肉丝

原料：净鹅胸脯肉 250 克，豆豉 30 克，泡红辣椒 1 个，生姜 10 克，香葱 5 克，熟芝麻 5 克，香菜 20 克。

调料:豆油 20 克,酱油 10 克,上汤 15 克,精盐、味精、香油各少许。

制法:(1) 将鹅胸脯肉洗净,放入沸水锅内氽至熟透,捞出待冷却后,切成细丝;泡红辣椒去蒂、洗净,切成细丝;生姜去皮、洗净,切成细丝;香葱洗净,切成细丝;香菜洗净,切成小段;备用。

(2) 把炒锅烧热后,放入豆油,待油温六成热时,放入豆豉、泡红辣椒丝、生姜丝、香葱丝爆出香味,放入鹅肉丝翻炒至香熟,加入酱油、上汤、精盐、味精调好口味,撒上香菜段、熟芝麻,淋上香油拌匀,即可食用。

特点:香辣味美,四川风味。

功效:健脾开胃,补虚益气。

适应证:营养不良、食欲不振、气血不足、气短乏力、身体虚弱、糖尿病等。

红烧鹅肉块

原料:净鹅肉 750 克,生姜 30 克,香葱 20 克。

调料:豆油 60 克,八角 1 个,陈皮 5 克,料酒 30 克,白糖 25 克,酱油 50 克,精盐、味精、香油各适量。

制法:(1) 将鹅肉洗净,斩成小方块,放入沸水锅内略烫一下,捞出洗净血水,沥干水分,用少许料酒、精盐腌制片刻;生姜去皮、洗净,切成薄片;香葱洗净,切成小段;备用。

(2) 把炒锅烧热后,倒入豆油,待油温五成热时,放入生姜片、香葱段、八角、陈皮炸出香味后,放入鹅块煸炒片刻,烹入料酒、酱油翻炒几下,加入白糖、适量清水,加盖用大火烧开后,改用小火焖烧至肉酥味香,加入精盐、味精调好口味,再开大火收干水分,淋上香油,即可装盘食用。

特点:浓油赤酱,咸中带甜,味道鲜美。

功效:补虚益气,化痰止咳,益胃止渴。

适应证:气血不足、气短乏力、脾虚气弱、虚羸、哮喘、肺气肿、急慢性气管炎、糖尿病、铅中毒、慢性肾炎等。

啤酒烧鹅肉块

原料:净鹅肉 750 克,大蒜 20 克,生姜 30 克,香葱 20 克。

调料:豆油 35 克,啤酒 500 克,陈皮 9 克,八角 1 个,料酒 25 克,白糖 15 克,酱油 30 克,精盐、味精、香油各适量,生抽少许。

制法:(1) 将鹅肉洗净,斩成小方块,放入沸水锅内略烫一下,捞出洗净血水,沥干水分,用少许料酒、精盐腌制片刻;大蒜去皮、洗净;生姜去皮、洗净,切成薄片;香葱洗净,切成小段;备用。

　　　　(2) 把炒锅烧热后,倒入豆油,待油温五成热时,放入大蒜、生姜片、香葱段、八角、陈皮炸出香味后,放入鹅块煸炒片刻,烹入啤酒、白糖、酱油翻炒几下,加盖用大火烧开后,改用小火焖烧至肉酥味香,加入精盐、味精调好口味,再开大火收干水分,淋上少许生抽、香油,即可食用,趁热食用。

特点:酒香肉酥,味道鲜美。

功效:补虚益气,健脾益胃,化痰止咳。

适应证:咳嗽、哮喘痰壅、脾虚气弱、肺气肿、急慢性气管炎、糖尿病等。

鹅肉块炖萝卜

原料:净鹅肉 600 克,萝卜 300 克,香葱 20 克,生姜 30 克。

调料:料酒 15 克,八角 1 个,陈皮 3 克,精盐、味精、香油各适量。

制法:(1) 将鹅肉洗净,斩成中块,放入沸水锅内略烫一下,捞出洗净血水,沥干水分,用少许料酒、精盐腌制片刻;萝卜洗净,切成滚刀片;香葱洗净,切成小段;生姜去皮、洗净,切成薄片;备用。

　　　　(2) 把鹅肉块、八角、陈皮放入锅内,倒入适量清水,先用大火煮沸后,撇去汤中浮沫,放入萝卜块用大火煮沸后,再改用小火煮至鹅肉熟软,加入精盐、味精调好口味,淋上香油,即可起锅,趁热食用。

特点:清香肉酥,汤浓鲜美。

功效:补虚益气,化痰止咳,润肺益胃。

适应证:咳嗽、哮喘痰壅、肺气肿、急慢性气管炎、糖尿病、慢性肾炎等。

滋补养生鹅肉汤

原料:鹅 1 只(约 4 000 克),山药、党参各 50 克,红枣 60 枚,生姜 50 克,香葱 30 克。

调料:八角、桂皮、茴香各 2 克,料酒 50 克,精盐、味精各适量。

制法:(1) 将鹅宰杀,去毛、去内脏,洗净,沥干水分,抹上少许料酒、精盐腌制片刻;把山药、党参、红枣(洗净)纳入鹅腹,用棉线缝合;生姜洗净,用刀拍一下；香葱洗净，打成香葱结；备用。

(2) 把鹅、生姜、香葱结、八角、桂皮、茴香置于大汤锅内，倒入适量清水，先用大火煮沸后，撇去汤中浮沫，改用小火煮沸 2～3 个小时至鹅肉酥烂，将鹅捞起，去掉鹅腹内的药物，拣去香葱结、生姜，再把鹅放入锅内煮沸，加入精盐、味精调好口味，即可起锅食用。

特点：清香肉酥，味道鲜美。

服用：每周 1 剂，分多次温服，喝汤吃鹅肉。

功效：补虚益气，健脾益胃。

适应证：脾虚气弱、少食消瘦、气血不足、气短乏力、中气不足、倦怠乏力、急慢性气管炎、糖尿病、慢性肾炎等。

鹅肉康复食疗妙方

方一

适应证：阴虚气短、口干思饮、阴虚咳嗽、饮食减少。

妙方：鹅肉 200 克，瘦猪肉 100 克，淮山药 30 克，北沙参 15 克，玉竹 15 克。

用法：将鹅肉、瘦猪肉洗净，切成小块，与淮山药、北沙参、玉竹放入锅内，倒入适量清水，用文火炖煮至肉酥汤浓，加入调料，即可服用。

服用：每日 1 剂，分多次温服，喝汤食肉，连食 5 剂。

功效：补虚益气，化痰止咳，益胃止渴。

方二

适应证：阴虚发热、手足心热、腰腿乏力等。

妙方：鹅肉 250 克，鱼鳔 30 克，调料少许。

用法：将鹅肉洗净，切成小块，鱼鳔洗净，一起放入碗内，放入蒸锅内，用大火蒸至肉熟，加入调料调好口味，即可服用。

服用：每日 1 剂，分 2 次温食，连食 3～5 剂。

功效：滋阴退热，补虚益气。

方三

适应证：气血不足引起的头晕目眩、手足麻木等。

妙方：鹅肉 150 克,当归、枸杞各 15 克,党参、黄芪、淮山药各 30 克,调料少许。

用法：将鹅肉洗净,切成小块,把当归、枸杞、党参、黄芪、淮山药纳入纱布袋内,用棉线扎实,一起放入锅内,倒入适量清水,用文火煮至肉熟汤浓,拣出药袋,加入调料调好口味,即可服用。

服用：每日 1 剂,分 2 次温服,饮汤食鹅肉,连食 7 剂以上。

功效：养血益气,滋补五脏。

方四

适应证：口渴少津、消渴、糖尿病等。

妙方：鹅肉 150 克,熟地黄、葛根、淮山药各 30 克,花粉、莲肉子、扁豆各 15 克。

用法：将鹅肉洗净,切成小块,与熟地黄、葛根、淮山药、花粉、莲肉子、扁豆放入锅内,倒入适量清水,用小火煮沸至肉烂汤浓,加入调料,即可服用。

服用：每日 1 剂,分 2 次温服,喝汤食肉,连食 5 剂以上。

功效：补虚益气,生津止渴。

方五

适应证：食欲不振、中气不足、身体消瘦、肥体疲乏等。

妙方：鹅 1 只,党参、北芪、淮山药各 30 克,调料少许。

用法：将鹅去毛及内脏,洗净,党参、北芪、淮山药纳入鹅腹内,放入锅内,倒入适量清水,用文火煮沸至肉烂汤浓,拣出药渣,加入调料调好口味,即可服用。

服用：每周 1 剂,分多次温服,喝汤吃鹅肉,连食 3 剂。

功效：补中益气,健脾开胃。

肉鸽 —— 补肾壮阳、补益气血

话 说 肉 鸽

肉鸽又称鸽子、鹁鸽，为今鸟亚纲鸠鸽科鸟类。肉鸽品种很多，羽毛颜色在禽类中是最多的，有瓦灰、青、黑、白、绿、花等。肉鸽是一种小巧玲珑、善于飞行的鸟，从喙到尾端长 53～56 厘米，胸围 38～40 厘米，喙颀长而稍弯。肉鸽白天活动，晚间归巢栖息，其活动特点是白天活动十分活跃，频繁采食饮水，晚上则在棚巢内安静休息。肉鸽一般不吃虫子等肉食，习惯吃生料，主要以玉米、麦子、豆类、谷物等植物性食料为主。

肉鸽是"一夫一妻"制的鸟类。鸽子性成熟后，对配偶具有选择性，一旦配对就感情专一，形影不离。雌雄鸽共同筑巢、孵卵和育雏。鸽子交配后，就会出去寻找筑巢材料，构筑巢窝。雌鸽产下蛋后，雌雄鸽轮流孵蛋，鸽卵孵化期一般为 17 天左右。幼鸽刚出壳时，眼睛不能睁开，体表羽毛稀少，不能行走采食，需经亲鸽喂养，一般约两个月之后，小鸽子就可以离巢独立飞行到野外觅食生活。肉鸽具有很强的记忆力，可产生牢固的条件反射。对经常细心照料它的人，很快与之亲近，并熟记不忘。若平时粗暴地对待它们，往往会不利于饲养管理。鸽子还是习惯性较强的动物，要改变它们的原有生活习惯，需经过一段时间逐渐调适。

【典故传说】

鸽子是和平与魅力的象征，世界各国艺术家为此而创作不少脍炙人口的作品。如著名的古巴民歌"鸽子"，流行至今；我国著名画家齐白石热爱和平、热爱生活、热爱祖国的美好心愿都倾注在对鸽子的描绘上，他一生中画了许许多多姿态各异的鸽子，他画的鸽子生动传神、英姿勃勃，令人赏心悦目；还有我国著名画家李苦禅、王雪涛等都画过鸽子图，通过不同角度、不同表现方法刻画出"鸽子"活灵活现、形神俱佳的神韵，寄托了自己对和平生活的美好向往。

鸽子是和平的象征,世界许多大城市里广场中饲养大量鸽子,通常鸽子都会与游客亲密互动,啄食人们手上饲料或面包,也会停靠在游客的肩上。由此而闻名的有意大利威尼斯的圣马可广场、英国伦敦的特拉法加广场、澳大利亚悉尼的马丁广场、荷兰阿姆斯特丹的大坝广场、中国哈尔滨的索菲亚广场、中国上海的人民广场等。

【烹饪简介】

一般食用肉鸽类属菜鸽,著名的品种有广东的石岐鸽、瑞士的大白鸽、美国的银王鸽等,肉鸽一年四季均可当食材入馔,其中以春天、夏初的最为肥美。肉鸽鲜嫩味美,可炸、烤、炖、清蒸、煲汤等,其中清蒸、煲汤方法能最大限度地保存其营养成分。我国扬州盛行鸽馔,肉鸽、鸽蛋均为高档筵席中常用食材。用乳鸽煲汤,可与人参、山药、枸杞、黄芪一起配伍,佐以葱、姜、盐、酒煮熟食之,其滋补养生功效更佳。

鸽蛋营养丰富,是一种味道鲜美的食物,曾为清宫御食。鸽蛋有多种制法,其中用水煮熟食用可使营养成分保存完好。据《童氏食规》记载,扬州煨制鸽蛋之法:"煨鸽蛋,法如煨鸡肾同……煮微熟去膜,同鸡汤、作料煨之,鲜嫩绝伦。"

选购小窍门

肉鸽选购,一要观皮色:以无鸽痘,皮肤无红色充血痕迹,表皮和肌肉切面有光泽,具有肉鸽固有色泽;二要摸肉体:鸽子的肌肉有弹性,经指压后凹陷部位立即恢复原位;三要闻气味:肉鸽固有气味,无异味者为佳品。

【营养价值】

肉鸽每 100 克中含有蛋白质 16.50 克、脂肪 14.20 克、维生素 A 53.00 微克、硫胺素 0.06 毫克、核黄素 0.20 毫克、维生素 E 0.99 毫克、维生素 A 66.6 微克、钙 30.00 毫克、磷 136.00 毫克、钾 334.00 毫克、镁 27.00 毫克、铁 3.80 毫克、锌 0.82 毫克、铜 0.24 毫克、锰 0.05 毫克、硒 11.08 微克、胆固醇 99.00

毫克等营养成分。

肉鸽中蛋白质含量高,脂肪含量较低,其所含的钙、铁、铜等元素及多种维生素等都比牛肉、羊肉、鸡肉、鱼肉含量高,且易被人体消化吸收。乳鸽含有较多的支链氨基酸和精氨酸可促进体内蛋白质的合成,加快创伤愈合,是手术患者恢复健康的食疗佳品。鸽肝中含有极佳的胆素,可帮助人体很好地利用胆固醇,防治动脉硬化,故我国民间鸽子有"甜血动物"之称,贫血患者经常适量食用,有助于早日康复。

鸽蛋含有氨基酸和人体必需的8种维生素,是高蛋白、低脂肪的珍品,是老少皆宜的食疗菜肴,更是儿童、体虚者、贫血者、年老体弱者的理想营养食品;鸽蛋中钙、磷的含量在蛋类中相对较高,十分适于婴幼儿食用;其脂肪含量较低,适合高脂血症患者食用;鸽蛋还能够增强人体的免疫和造血功能,病后虚弱、虚劳瘦弱、老年体弱、术后伤口愈合、产后身体恢复等人经常适量食用,有益于其早日康复。

【文献记载】

我国历代医学家把肉鸽视为治病的良药,并根据临床实践对其药用价值进行了研究与论述,现选录如下。

明代著名药物学家李时珍在其所著的《本草纲目》中记载:"鸽羽色众多,唯白色入药。"

清代著名医家张志聪在其编撰的《本草适原》说,鸽蛋"久患虚赢者,食之有益"。

清代医学家王士雄在其编撰的《随息居饮食谱》中曰,鸽蛋"清热,解毒,补肾益身"。

【适宜应用】

中医学认为,肉鸽性平、味甘咸,入心、肾经,具有滋养肝肾,益气补血、祛风解毒等功效,适用于虚赢、头晕神疲、病后体弱、消渴、久疟、妇女血虚经闭、恶疮疥癣等症。

现代医学认为:肉鸽具有健脑补神,提高记忆力、壮体补肾、生机活力、养颜美容、延年益寿的食疗作用。

中医学认为,鸽蛋性平、味甘咸,入心、肾经,具有补肾益气,解毒功效,适用于心悸、头晕、贫血、肾虚气虚,腰膝酸软,疲乏无力、阳痿、月经不调等症。

我国民间在麻疹流行期间，每日让小儿吃两只煮熟的鸽蛋，既可预防麻疹又有解毒的作用。

现代医学认为，鸽蛋对产妇产后的恢复和调理、少年儿童的生长发育、手术后的伤口愈合具有良好的食疗功效。

温馨提醒

　　新鲜的肉鸽比较容易变质，购买回家后应马上放进冰箱里冷藏保存并尽快烹制。如果一时吃不完，最好将剩下的肉鸽煮熟保存，更不宜生的保存，避免腐烂变质。凡湿热者不宜多服；性欲旺盛、肾功能衰竭者少吃。肉鸽与猪肉相克，不宜同食，以免引起气滞等不良反应。凡25岁以下的女性，不宜经常食用肉鸽，避免影响子宫收缩，干扰人体正常发育。如果食用时间长且出现不适，应该及时就医。

肉鸽的食疗功效

肉鸽营养价值高，故民间有"一鸽顶三鸡"之说

肉鸽所含的营养成分比许多禽肉都高，其蛋白质含量可达22％以上，远超鸡肉，其中富含的蛋氨酸、赖氨酸等8种人体必需氨基酸含量为8.43％，谷氨酸、天门冬氨酸两种决定鲜味的氨基酸含量达3.36％，主要氨基酸含量高达16.91％，这些氨基酸对于人体而言都是必需的。肉鸽脂肪仅为2％～3％，低于其他肉类，是人类理想的食品。肉鸽的营养价值极高，并有利于人体消化吸收，既是名贵的美味菜肴，又是高级滋补佳品，故民间有"一鸽顶三鸡"之说。因此，肉鸽不仅是少年儿童生长发育的营养品，更是术后、体虚病弱、年老体弱康复保健、养生进补的食疗佳肴。

肉鸽、鸽蛋具有养颜美容的作用

乳鸽的骨内含有丰富的软骨素，可与鹿茸中的软骨素相媲美，经常适量食用，具有促进血液循环、改善皮肤细胞活力、增强皮肤弹性，使面色红润等美容

功效。肉鸽中含有丰富的泛酸,它可加强正常皮肤水合功能,可改善皮肤干燥、粗糙、脱屑的症状,并对脱发、白发和未老先衰等症状也有一定的疗效。鸽蛋富含蛋白质、磷脂、微量元素、多种维生素等营养成分,具有改善皮肤细胞活性、增加皮肤弹性、改善血液循环、润肤红颜的美容功效。因此,气血不足、月经不调的女性,经常适量食用吃肉鸽、鸽蛋,不仅能增强体质、治愈疾病、精力旺盛,而且还具有容光焕发、皮肤艳丽、养颜美容的作用。

白肉鸽具有促进性腺机能的功效

白鸽的繁殖力很强,性欲极强,雌雄交配很频密,这是由于白鸽的性激素分泌特别旺盛所致,所以人们把白鸽作为扶助阳气强身的佳品,认为它具有补益肾气、强壮性机能的作用。另一方面,肉鸽富含有软骨素,不但可促进人体的性腺机能,而且可增强机体对营养素的吸收,增加皮肤弹性,从而起到延缓衰老的作用。

中医学认为,肉鸽具有补阳益气、补肾壮腰之功效,是肾虚体衰、年老体虚、腰膝酸软、脾胃气虚等患者的理想营养食品,经常适量食用,具有大补元气,防老抗衰,益寿延年的功效。我国常用民间用白肉鸽一只、党参、黄芪各 15 克,淮山药 30 克,水煎服食,治疗老人肾亏体虚,性功能衰退等症。由此可见,中老年人经常适量食用白肉鸽具有促进性腺机能的功效。

鸽蛋营养丰富,素有"动物之人参"之美誉

鸽蛋含有丰富的优质蛋白质,其中所含的氨基酸是人体必需氨基酸,还含有磷脂、铁、钙、维生素 A、维生素 B_1、维生素 D 等营养成分,易被人体消化吸收。钙、磷的含量在蛋类中相对较高,适于婴幼儿经常适量食用,不仅有利于生长发育,还可预防儿童麻疹。由于鸽蛋脂肪含量较低,适合高脂血症患者适量食用。鸽蛋对女性来说,特别滋补养生,是滋阴补肾之珍品,长期适量食用,具有改善血液循环、加强皮肤细胞活力、增强皮肤弹性等抗衰美容的功效。鸽蛋还能够提高人体免疫力和增强造血功能,对产妇产后的恢复和调理,手术后的伤口愈合,疾病的康复均具有良好的功效,是男女老少皆宜的食疗佳膳,故鸽蛋素有"动物之人参"美誉之称。

肉鸽营养保健养生美食

炸乳鸽

原料：乳鸽 1 只，鸡蛋 1 只，面包粉 50 克，生姜 15 克，香葱 30 克。

调料：豆油 250 克（实耗 60 克），精盐、酱油、味精、干淀粉各适量，胡椒粉少许。

制法：（1）将乳鸽闷死，去毛、肠杂、脚爪，洗净；生姜去皮、洗净，拍松；香葱洗净，打结；把鸡蛋打开，加入精盐、酱油、味精、胡椒粉、干淀粉拌匀成面糊；备用。

　　　（2）锅内倒入适量清水，放入生姜、香葱结，用大火煮沸后，放入乳鸽煮至熟软，取出放入冷水内冷却，切成四块，放入酱油、味精、胡椒粉拌腌至片刻，蘸上面糊，拍上面包粉，备用。

　　　（3）把锅烧热后，倒入豆油，待油温五成热时，放入乳鸽块炸至两面金黄熟脆，即可起锅。

特点：皮脆肉嫩，鲜香味美。

功效：滋养肝肾，益气补血。

适应证：头晕神疲、虚羸、病后体弱、腰酸膝软、肾虚阳痿、月经过多、妇女血虚经闭、产后失血等。

红烧美味肉鸽

原料：乳鸽 2 只，生姜 15 克，香葱 30 克。

调料：豆油 200 克（实耗 50 克），精盐、酱油、白糖、上汤、味精、干淀粉各适量，香油少许。

制法：（1）将乳鸽闷死，去毛、肠杂、脚爪，洗净，用开水烫 2～3 分钟捞出，再用清水中洗去血水，沥干水分，剁成四块，抹上少许料酒、精盐腌制片刻；生姜去皮、洗净，切成细丝；香葱洗净，切成细末；备用。

　　　（2）把锅烧热后，倒入豆油，待油温六成热时，放入肉鸽块炸至金黄色，捞出沥油，备用。

　　　（3）锅内留些底油，放入生姜丝、香葱末爆出香味，放入酱油、白糖、上汤烧沸，放入肉鸽块翻炒收汁，加入精盐、味精调好口味，淋上香油，即可食用。

特点：浓油赤酱,鲜香味美。

功效：滋养肝肾,补精壮骨,益气补血。

适应证：月经过多、妇女血虚经闭、产后失血、头晕神疲、年老体弱、病后体弱、腰酸膝软、肾虚阳痿等。

清蒸补肾乳鸽

原料：乳鸽 1 只,冬笋肉 30 克,火腿 25 克,水发木耳 50 克,生姜 15 克,香葱 15 克。

调料：鸡油 25 克,料酒 30 克,精盐、味精各适量。

制法：(1) 将乳鸽用闷死,去毛、肠杂、脚爪,洗净,抹上少许精盐;冬笋肉洗净,切成薄片;火腿洗净,切成薄片;木耳洗去泥沙,摘成小朵;生姜去皮、洗净、拍松;香葱洗净,打结;备用。

(2) 把乳鸽放入大碗内,加入冬笋片、火腿片、木耳、生姜、香葱结、料酒、鸡油、上汤,放入蒸锅内,隔水用大火蒸沸 25～30 分钟至熟软取出,除去姜葱,加入精盐、味精,调好口味,即可上菜。

特点：鲜嫩香美,营养丰富。

功效：补肾壮腰,促进性腺机能。

适应证：年老体弱、虚劳瘦弱、病后体虚、头晕神疲、腰酸膝软、房劳、肾虚阳痿、妇女血虚经闭等。

芦笋炖乳鸽

原料：乳鸽 1 只,芦笋 100 克,生姜 15 克,大蒜 15 克。

调料：鸡油 5 克,精盐、味精各适量。

制法：(1) 将乳鸽闷死,去毛、肠杂,洗净;芦笋去皮、洗净,切成小段;生姜洗净,拍松;大蒜去皮、洗净,切片;备用。

(2) 把乳鸽、芦笋段、鸡油放入汽锅内,加入生姜、大蒜,放入锅内隔水蒸,用文火炖至熟酥,加入精盐、味精调好口味,即可服用。

特点：清香肉嫩,味道鲜美。

服用：每日 1 剂,分 2 次,当菜饮食。

功效：补虚益胃,抗癌强身。芦笋含有丰富的组织蛋白,能有效地控制细胞异常生长,使细胞生长正常化,其所含的天门冬酸胺对人体有许多特殊的生理作用,并有增强机体免疫力的作用。

适应证：胃癌,癌症术后防癌转移等。

滋补肉鸽汽锅

原料：乳鸽1只,党参12克,黄芪24克,淮山药30克。

调料：鸡油5克,精盐、味精各适量。

制法：将乳鸽用水闷死,去毛、肠杂,洗净,切成中块,与党参、黄芪、淮山药一起放入汽锅内,盖上盖子,放入蒸锅内,用中火蒸2～3小时至熟酥,加入精盐、味精调好口味,即可服用。

服用：隔日1剂,每剂分数次食用,喝汤食肉,连服5剂有效。

功效：健脾胃,补肾精,益气血。

适应证：气血虚亏、中气不足、饮食减少、年老体弱、体弱疲倦、病后体虚、肾虚腰痛及脾胃虚弱所致的气短、乏力、食欲不振等。

鸽蛋海米莼菜汤

原料：鸽蛋2枚,海米、莼菜各25克。

调料：香油5克,精盐、味精各适量。

制法：将海米、莼菜洗净,放入锅内,倒入适量清水,用大火煮沸,打入鸽蛋再煮沸,加入精盐、味精调好口味,即可服用。

服用：每日2剂,每剂1次吃完,当菜汤饮服。

功效：清热利水,解毒化瘀。本方资料来自《杏林春满集》,为抗癌康复食谱。据有关研究发现,莼菜黏液质有某些抗癌作用。

适应证：肾脏肿瘤、胃癌等。

肉鸽康复食疗妙方

方一

适应证：久病体虚、病后体弱、头晕眼花等。

妙方：乳鸽1只,党参30克,枸杞15克,首乌15克,调料少许。

用法：将乳鸽用水闷死,去毛、肠杂,洗净。党参、枸杞、首乌一起放入锅内,倒入适量清水,用文火煮沸至汤浓,过滤药渣取汁。再把乳鸽、药汁放入锅内,用文火煮沸至熟酥,加入精盐、味精调好口味,即可服用。

服用：每日 1 剂，分 2 次温服，喝汤食肉，连食 3～5 剂。

功效：养血益气，滋补肝肾。

方二

适应证：年老体虚、病后体弱、肾虚阳痿、腰酸膝软等。

妙方：肉鸽 1 只，枸杞 25 克，黄精 30 克，调料少许。

用法：将肉鸽用水闷死，去毛、肠杂，洗净，与枸杞、黄精一起放入大碗内，隔水蒸至肉熟，加入精盐、味精调好口味，即可服用。

服用：每日 1 剂，分 2 次温服，喝汤食肉，连食 3～5 剂。

功效：滋养肝肾，益气补血。

方三

适应证：阴虚所致的消渴饮多，气短，乏力等。

妙方：肉鸽 1 只，淮山药、玉竹各 30 克，调料少许。

用法：将肉鸽用水闷死，去毛、肠杂，洗净，切成小块，与淮山药、玉竹一起放入大碗内，隔水蒸至肉熟，加入精盐、味精调好口味，即可服用。

服用：每日 1 剂，分 2 次温服，喝汤食肉，连食 5～7 剂。

功效：滋阴补肾，健脾养肝。

方四

适应证：皮肤瘙痒。

妙方：乳白鸽 1 只，绿豆 150 克，黄酒 50 毫升，调料少许。

用法：将乳白鸽用水闷死，去毛、肠杂，洗净，与绿豆（洗净，浸泡半天）、黄酒一起放入大碗内，放入蒸锅内，用中火蒸 2 小时至熟酥，加入精盐、味精调好口味，即可服用。

服用：每日 1 剂，分 2 次温服，喝汤食肉。

功效：滋养肝肾，益气补血，解毒止痒。

方五

适应证：由血虚引起的闭经。

妙方：肉鸽 1 只，鳖甲（研为细末）30 克，调料少许。

用法：将肉鸽用水闷死，去毛、肠杂，洗净，把鳖甲纳入肉鸽腹内，放入大碗内，再放入蒸锅内,用中火隔水蒸 2 小时至熟酥,加入精盐、味精调好口味,即可服用。

服用:每日 1 剂,分 2 次温服,喝汤食肉,连食 5～7 剂。

功效:滋养肝肾,补血通经。

方六

适应证:由肝肾不足引起的闭经。

妙方:肉鸽一只,白酒适量,调料少许。

用法:将肉鸽用水闷死,去毛、肠杂,洗净,放入锅内,倒入酒水各半,用中火煮至熟酥,加入精盐、味精调好口味,即可服用。

服用:隔天 1 剂,喝汤食肉,每月连服 4～5 次。

功效:滋养肝肾,活血通经。

鹌鹑 —— 补益五脏、益中续气

话 说 鹌 鹑

鹌鹑又称鹑鸟、宛鹑、奔鹑,为雉科鹌鹑属鸟类。野生鹌鹑在我国大部分地区属于候鸟,分布于新疆、黑龙江、吉林、辽宁、青海、河北、河南、四川、山东、山西等地区,每年春后迁往北方,冬天飞回南方避寒。再者,鹌鹑在有些地区是留鸟,如长江中下游地区。近几年,云南、福建、广东、海南岛及台湾等省区均有养殖。

野生鹌鹑的栖息场所一般在空旷的平原,成对而非成群活动,性善隐匿,平时喜欢潜伏于草丛或灌木丛间,或在其中潜行。经常活动在生长着茂密的野草或矮树丛的平原、荒地、溪边及山坡丘陵一带,有时也到耕地附近活动。鹌鹑主要吃杂草种子、豆类、谷物及浆果、嫩叶、嫩芽等,夏天吃大量的昆虫及小型无脊椎动物等。

鹌鹑体小而滚圆,体长 18 厘米,体重只有 100 克左右,褐色带明显的草黄色矛状条纹及不规则斑纹,雄雌两性上体均具红褐色及黑色横纹。鹌鹑繁殖于每年 5～7 月。每窝产卵 7～15 枚,卵呈白色或橄榄褐色,散布有褐色或锈色斑点,孵化期 15～17 天。雄鸟通常到达繁殖地区不久就进行占区和开始求偶鸣叫,雄鸟在繁殖季节十分好斗,雄鸟和雌鸟不形成固定的配偶关系,而是一雄多雌的婚配制度。

【历史概述】

鹌鹑是一种古老的鸟类,分布极广,品种繁多,与人类的关系源远流长。世界上早在 5 000 年前,古埃及的壁画上就有鹌鹑的图像。我国春秋战国时代,"鹌鹑"被列为六禽之一,古代最早一部诗歌总集《诗经》中就有"鹑之奔奔","不狩不猎,胡瞻尔庭有悬鹑兮!"的诗句,说明中国是最早饲养野生鹌鹑的国家之一,并把鹌鹑作为筵席珍肴。

　　据有关记载，西汉时期，人们就已经开始驯养鹌鹑了，当时主要目的是为了赛斗和赛鸣的娱乐活动。据《唐外史》记载，西凉地区经过驯化的鹌鹑，进贡给唐明皇，鹌鹑可以随金鼓的节奏而争斗。宋代皇帝宋徽宗更喜欢饲养好斗的鹌鹑，以供其观赏取乐。民间斗鹌鹑曾盛行于黄河南北地区。由此可见，唐宋时期赛鹌鹑在皇宫和民间都非常盛行。人们也对鹌鹑的生活习性有不少的描述与记载。到了明清时期，斗鹌鹑已成为达官贵人的一种赌博方式。

　　当时医学家也逐步发现了鹌鹑的食疗价值，据明代著名药物学家李时珍在《本草纲目》中的记载，鹌鹑有"调理壮补，治疗疳积、泄痢"等药用价值。鹌鹑逐渐被人们认识，视为滋补珍品。

　　清朝康熙年间贡生程石邻在所编撰的《鹌鹑谱》中，叙述了鹌鹑优良品种的特征、特性、生态，详细记载了鹌鹑各种饲养法如养法、饲法、洗法、调法、笼法、斗法、杀法以及饲养中的宜忌等，总结了饲养鹌鹑的经验，对我国发展鹌鹑饲养具有一定的参考价值。

　　我国于20世纪30年代开始引进日本鹌鹑种，70年代引进朝鲜鹌鹑种，80年代又相继引进法国肉用鹌鹑种来繁殖，其饲养业得到了进一步发展扩大繁荣。家庭饲养鹌鹑有许多优点，鹌鹑成熟快，饲养鹌鹑户在不到两个月的时间里就可以开始获利，比养鸡能获取更好的经济效益，其周转速度是任何家禽望尘莫及的，现已成为一项新兴的养禽业，也大大丰富了人们餐桌的美味禽肉。

【烹饪简介】

　　鹌鹑肉营养丰富，味香醇厚，肉质细嫩，鲜美可口，自古以来就是深受皇家宫廷欢迎的一道美味佳肴。鹌鹑肉适用于烤、炸、煎、炒、焖、炖汤等烹调方法，如"烤鹌鹑"、"香酥鹌鹑"、"芙蓉鹑丁"、"宫保鹌鹑"、"红烧鹌鹑"等美味佳肴。一般用烤、炸、煎、炒、烧的方法烹饪鹌鹑的时间为20~25分钟，避免烹制时间过长让鹌鹑肉发干，影响口感。如果自己用鹌鹑烹制滋补养生汤，可以加入莲子、枸杞、白果、百合、红枣等食材一起炖煮，其营养滋补功用更好。

　　鹌鹑蛋因其质地顺滑、味道鲜美而成为一种美味的食物。鹌鹑蛋通常都用来水煮，作为小吃或装饰菜肴，熏制食用也十分美味可口。

选购小窍门

选购鹌鹑，首选眼睛炯炯有神的，可以和鹌鹑对视，如它眼睛明亮而有神，为品质好鹌鹑；其次，观看爪子，鹌鹑爪子比较尖的多为野生鹌鹑，吃起来口感更好一些，如爪子比较圆，一般都是圈养的，肉质没野生的那么滑嫩；最后，挑选大小，最好选购中等大小的鹌鹑，肉质比较嫩滑，不要买太小或者太大的鹌鹑。

【营养价值】

鹌鹑肉每100克中含有蛋白质22克、脂肪5克、维生素A 1 000国际单位、硫胺素0.11毫克、烟酸0.3毫克、核黄素0.86毫克、钙72.00毫克、磷238.00毫克、铁2.90毫克、胆固醇76.00毫克等营养成分。

鹌鹑肉中的蛋白质、多种维生素的含量比猪肉、牛肉、羊肉、鸡肉、鸭肉都高，而且其脂肪、胆固醇含量又比猪肉、牛肉、羊肉、鸡肉、鸭肉都低。鹌鹑肉是一种典型的高蛋白、低脂肪、低胆固醇的肉类，并且含有丰富的卵磷脂，可生成溶血磷脂，抑制血小板凝聚的作用，可阻止血栓形成，保护血管壁，阻止动脉硬化，适合肥胖症、动脉硬化、冠心病等患者补充营养，也不必担心脂肪、胆固醇对身体不利的作用。鹌鹑肉具有一定的降血压的作用，也很适合高血压患者食用。

新鲜鹌鹑蛋每100克中含有蛋白质12.80克、脂肪11.10克、碳水化合物2.10克、维生素A 337.00微克、硫胺素0.11毫克、核黄素0.49毫克、烟酸0.10毫克、维生素E 3.08毫克、钙47.00毫克、磷180.00毫克、铁3.20毫克、锌1.61毫克、铜0.09毫克、锰0.04毫克、钾138.00毫克、镁11.00毫克、硒25.48微克、胆固醇515.00毫克等，还含有胆碱、卵磷脂、赖氨酸、胱氨酸等营养物质。

鹌鹑蛋外观小巧，但味道鲜美，营养价值很高，是一种很好的滋补品，含有丰富的胆碱、卵磷脂、芦丁、多种激素等成分，所以它的营养价值比鸡蛋更高一筹，故有"卵中佳品"、"动物中的人参"之美称，也被人们誉为延年益寿的"灵丹妙药"。日本专家所编著的《养鹑》一书也曾把鹌鹑蛋与人参、蝮蛇并论为滋补佳品，是婴幼儿、儿童少年、孕产妇、老年人、身体虚弱、病后调养等人的理想滋补食品。

【文献记载】

我国历代医学家把鹌鹑视为治病的良药,并根据临床实践对其药用价值进行了研究与论述,现选录如下。

唐代医学家孟诜在其编撰的《食疗本草》中曰,鹌鹑"补五脏,益中续气,实筋骨,耐寒暑,消结热。患痢人和生姜煮食之"。

隋代医家崔禹锡在其编撰的《食经》中说,鹌鹑"主赤自下痢,漏下血,暴风湿痹,养肝肺气,利九窍"。

北宋医家寇宗奭在其编著的《本草衍义》中说,鹌鹑"小儿患府及下痢五色,且旦食之"。

明代著名药物学家李时珍在其所著的《本草纲目》中言,鹌鹑"肉能补五脏,益中续气,实筋骨,耐寒暑,消结热","肉和小豆、生姜煮食,止泄痢、酥煮食,令人下焦肥"。

清代医学家赵其光在其编撰的《本草求原》中说,鹌鹑"补士续气,调肺利水湿。治腹大如鼓,泻痢,疳积"。

现代《家庭营养金典》中说:"鹌鹑可与人参媲美,被誉为'动物人参'。"

【适宜应用】

中医学认为,鹌鹑肉性平、甘味、无毒,入肺、脾经,具有补益五脏,益中续气,利水消肿,实筋骨,消结热,耐寒暑之功效,适用于小儿疳积、体虚乏力、身虚体弱、贫血头晕、咳嗽、哮喘、体弱恶寒怕热、月经不调、肾炎水肿、泻痢等症。

现代医学研究发现,鹌鹑肉适用于贫血、气管炎、哮喘、消化不良、营养不良、肝炎、高血压、糖尿病、肥胖症、动脉硬化症、心脏病、高血压、月经不调、皮肤过敏等症。

中医学认为,鹌鹑蛋具有补益气血、健脑养神、养颜美肤、强身益肺等功效,适用于面色萎黄、肺病、肺结核、咳嗽、哮喘、肋膜炎、胃病、肾炎水肿等症。

现代医学研究发现,鹌鹑蛋适用于贫血、神经衰弱、营养不良、病后体虚、身体虚弱等症。

温馨提醒

　　新鲜的鹌鹑肉极易腐烂，应放在冰箱中冷藏保存并尽快烹制，最好不要放置超过3天。食用鹌鹑蛋最佳的烹饪方式，是水煮和清蒸，不仅营养物质不易被破坏，而且机体消化吸收率极高。

　　据《食疗本草》中记载："（鹌鹑）不可共猪肉食之，令人多生疮。四月以后及八月以前鹑肉不可食。"《本草拾遗》中记载："（鹌鹑）共猪肉食之，令人生小黑子。"《嘉祐本草》中记载："（鹌鹑）不可和菌子食之，令人发痔。四月以前未堪食。和小豆、生姜煮食，止泄痢。"《医学入门》中记载："春月（鹌鹑）不可食。"

　　鹌鹑蛋胆固醇含量高，凡高脂血症、脑血管疾病等患者忌食。鹌鹑蛋与螃蟹相克不宜同食，以免引起不良反应。

鹌鹑的食疗功效

鹌鹑肉营养丰富，素有"动物人参"之美誉

　　鹌鹑肉营养丰富，是典型的高蛋白、低脂肪、低胆固醇食物，可与补药之王人参相媲美，素以"动物人参"之美誉而闻名于世。自古以来均被视为野味上品，既可作高级佳肴，又具有滋补强身功效，其食疗价值为鸡所不及。俗话说："要吃飞禽，鸽子鹌鹑。"正如《本草纲目》中说，鹌鹑有"补五脏，益化壮气，实筋骨"的功用。再说，鹌鹑肉比猪肉、牛肉、羊肉、鸡肉、鸭肉更容易被人体消化吸收，所以鹌鹑肉是小儿、产妇、消化不良者、体年老弱者等滋补佳品。

鹌鹑肉、鹌鹑蛋具有营养神经、健脑益智的作用

　　鹌鹑肉、鹌鹑蛋中富含大脑发育必需的卵磷脂和磷脂，卵磷脂和磷脂是高级神经活动不可缺少的营养物质，经常适量食用鹌鹑肉、鹌鹑蛋，具有营养神经、保持大脑神经的活性的健脑益智作用。正如《食疗本草》中说，"食用（鹌鹑肉、鹌鹑蛋）该种食物，可以使人变得聪明"。

鹌鹑蛋对过敏症具有良好的食疗作用

据国外刊物报道,法国巴黎综合医院过敏症研究室西瓦埃博士通过临床验证发现,鹌鹑蛋对各种过敏反应有良好的抑制作用。他认为,鹌鹑蛋中可能有一种特殊的抗过敏蛋白,他正在设法从中分离出来,以便能找到一种最有效的抗过敏药物。因此,鹌鹑蛋对各种过敏反应(因食虾蟹或某些药物引致的过敏反应)具有良好的食疗作用。

鹌鹑蛋是滋补养生佳品

据科学测定发现,鹌鹑蛋营养丰富,营养价值超过其他禽蛋,与鸡蛋相比,蛋白质含量高 30%,卵磷脂高 5.6 倍,维生素 A、核黄素、铁元素的含量高出 2 倍,而胆固醇的含量则比鸡蛋约低三分之一,并含有维生素 P 等成分。一般 3 个鹌鹑蛋的营养含量相当于 1 只鸡蛋,再者,它的营养分子较小,比鸡蛋更容易被人体吸收利用。因此可以说,鹌鹑蛋是滋补养生佳品,经常适量食用,对营养不良、气血不足、体虚病多、年老体弱、少年儿童生长发育等具有良好的营养保健作用。

鹌鹑营养保健养生美食

炸鹌鹑

原料:鹌鹑 5 个,生姜 15 克,香葱 50 克,上汤适量。

调料:豆油 250 克(实耗 60 克),精盐、料酒、酱油、味精、干淀粉各适量,五香粉、胡椒粉少许。

制法:(1) 将鹌鹑去毛、肠杂、脚爪,洗净,在开水中烫 2～3 分钟捞出,再用清水洗去血水,沥干水分,腿折叠入腹中,翅膀反折到背部,抹上少许料酒、精盐腌制片刻;生姜去皮、洗净,拍松;香葱洗净,打结;备用。

(2) 将精盐、生姜、香葱结、五香粉、料酒、上汤中放入锅内,用大火煮沸后,放入鹌鹑煮至熟软,取出氽烫好的鹌鹑,趁热用酱油腌制上色,捞出沥干,备用。

(3) 把锅烧热后,倒入豆油,待油温六成热时,放入鹌鹑炸至上色,取出冷却片刻,再把豆油继续烧至没有响声,放入鹌鹑复炸至金黄熟脆,捞出沥油摆盘,撒上胡椒粉,即可食用。

特点：外脆里嫩，香酥可口。

功效：补益五脏，益中续气。

适应证：营养不良、体虚乏力、身虚体弱、贫血头晕、体弱恶寒怕热、月经不调等。

酱汁美味鹌鹑

原料：鹌鹑 5 个，香葱 30 克，生姜 15 克。

调料：豆油 200 克（实耗 50 克），精盐、酱油、白糖、上汤、味精、干淀粉各适量，香油少许。

制法：（1）将鹌鹑去毛、肠杂、脚爪洗净，在开水中烫 2～3 分钟捞出，再用清水洗去血水，沥干水分，一刹两块，抹上少许料酒、精盐腌制片刻；香葱洗净，切成细末；生姜去皮、洗净，切成细丝；备用。

（2）把锅烧热后，倒入豆油，待油温六成热时，放入鹌鹑块炸至金黄色，捞出沥油，备用。

（3）锅内留些底油，放入香葱末、生姜丝爆出香味，放入酱油、白糖、上汤烧沸，放入鹌鹑块翻炒收汁，加入精盐、味精调好口味，淋上香油，即可食用。

特点：浓油赤酱，香鲜味美。

功效：补益五脏，滋补强身。

适应证：贫血头晕、营养不良、消化不良、身虚体弱、体虚乏力、体弱恶寒怕热、月经不调等。

清蒸补益鹌鹑

原料：鹌鹑 1～2 只，火腿 20 克，水发香菇 30 克，冬笋肉 30 克，生姜 10 克，香葱 15 克。

调料：鸡油 10 克，料酒 10 克，精盐、味精各适量，胡椒粉少许。

制法：（1）将鹌鹑去毛、肠杂、脚爪，洗净，在开水中烫 2～3 分钟捞出，再用清水洗去血水，沥干水分，抹上少许料酒、精盐腌制片刻；火腿洗净，切成薄片；香菇去根、洗净；冬笋肉洗净，切成薄片；生姜去皮、洗净，拍松；香葱洗净，打结；备用。

（2）把鹌鹑放入碗内，加入火腿片、香菇片、冬笋肉片、生姜、香葱结、料酒、鸡油、胡椒粉，放入蒸锅内。先用大火蒸沸后，再改用小火蒸 50～60 分钟，取出，除去姜葱，加入味精，调好口味，即可上菜。

特点：清香，鲜嫩，味美。

服用：每日1剂，分2次，当菜服用。

功效：补益五脏，强骨健身。

适应证：阳气不足、精血虚亏、早生白发、耳鸣眼花、未老先衰、体弱常病、体质
　　　　虚弱等。

双菇烩鹌鹑蛋

原料：新鲜鹌鹑蛋100克，干小香菇10克，新鲜蘑菇75克，冬笋75克，上汤75
　　　克，生姜5克，香葱15克。

调料：精制豆油35克，精盐、味精各适量，香油少许。

制法：(1) 将鹌鹑蛋洗净，放入锅内，倒入适量清水，用文火煮至蛋熟后，放入
　　　　冷水中冷却后，剥去蛋壳；香菇置于温水中浸泡至发软，去根、洗净；
　　　　蘑菇削去根部污泥、洗净，切成四块；冬笋剥去外壳洗净，切成小块，
　　　　放入沸水锅内焯一下，捞出沥干水分；生姜去皮、洗净，切成细丝；香
　　　　葱去根须、洗净，切成细末；备用。

　　　(2) 把炒锅置于火上烧热后，倒入精制豆油，放入去壳的鹌鹑蛋，用文火
　　　　煎金黄色，倒入放有漏勺的油罐内，沥干余油，备用。

　　　(3) 炒锅内留适量余油，待油温烧热至六成时，放入生姜丝、香葱末爆出
　　　　香味，放入蘑菇块、香菇、冬笋块煸炒片刻，放入煎过的鹌鹑蛋、精盐
　　　　翻炒均匀，倒入上汤，盖上锅盖，用中火焖烧至熟软入味，加入味精
　　　　调好口味，淋上香油，即可盛盘食用。

特点：清香鲜美，营养佳肴。

功效：养血益气，健脑强身。

适应证：营养不良、贫血面黄、体虚纳少、身体虚弱、神经衰弱、免疫力低下、病
　　　　后体虚、病后调养、糖尿病等。

山珍鹌鹑蛋健脑汤

原料：新鲜鹌鹑蛋100克，新鲜香菇30克，新鲜冬笋100克，木耳5克，竹荪25
　　　克，香葱15克，生姜10克，鸡清汤600克。

调料：鸡油10克，精盐、味精各适量。

制法：(1) 将鹌鹑蛋洗净，放入锅内，倒入适量清水，用文火煮至蛋熟后，放入
　　　　冷水中冷却后，剥去蛋壳；香菇去根、洗净，切成方块；冬笋剥去外壳

洗净,切成条片;木耳置于温水浸泡至发软,洗去泥沙,摘成小朵;竹荪用清水浸泡一下、洗去掉黄水,剪去菌盖头上白膜,再用淡盐水浸泡 30 分钟后,冲洗干净,再用开水泡 5 分钟,剪成寸段;香葱去根须、洗净,切成细末;生姜去皮、洗净,切成细丝;备用。

(2) 把鹌鹑蛋、香菇块、冬笋肉块、黑木耳、竹荪段、生姜丝放入锅内,倒入鸡清汤,盖上锅盖,先用大火煮沸后,再改用小火煮沸片刻,加入鸡油、精盐、味精调好口味,撒上香葱末,即可食用。

特点:汤色素雅,鲜嫩味美。

功效:健脑养神,补益气血。

适应证:神经衰弱、用脑过度、营养不良、身体虚弱、年老体弱、病后调养、久病体虚、免疫力低下、糖尿病等。

鹌鹑康复食疗妙方

方一

适应证:风寒咳嗽、哮喘。

妙方:雌雄鹌鹑各 1 只,生姜 5 片,料少许。

用法:将鹌鹑宰杀、去毛,剖腹去内脏、洗净,与生姜一起放入锅内,倒入适量清水,用文火煮至肉熟汤浓,加入调料调好口味,即可服用。

服用:每日 1 剂,分 2 次温服,喝汤食肉,连食 5~7 剂。

功效:补肾益气,祛寒定喘。

方二

适应证:支气管哮喘、气短乏力、体弱多病、神经官能症、失眠多梦等。

妙方:鹌鹑蛋 3 个,蜂蜜 25 克。

用法:将鹌鹑蛋洗净,磕入茶杯内,冲入滚烫沸水大半杯,待温热时,加入蜂蜜调匀,即可服用。

服用:每日 1 剂,每剂 1 次服完,可长期服用。凡肥胖症、糖尿病、脂肪肝、高脂血症等患者忌服。

功效:补益五脏,润肺定喘。

方三

适应证：脾胃虚弱、食欲不振、精神疲倦等。

妙方：鹌鹑 1 只，党参 15 克，淮山药 30 克，调料少许。

用法：将鹌鹑宰杀、去毛，剖腹去内脏、洗净，与党参、淮山药一起放入锅内，倒入适量清水，用文火煮至肉熟汤浓，加入调料调好口味，即可服用。

服用：每日 1 剂，分 2 次温服，喝汤食肉，连食 3～5 剂。

功效：补中益气，健脾和胃。

方四

适应证：肝肾虚亏引起的头晕、眼花、腰痛、脚软等。

妙方：鹌鹑 1 只，杜仲 10 克，枸杞 30 克，调料少许。

用法：将鹌鹑宰杀、去毛，剖腹去内脏、洗净，与杜仲、枸杞一起放入锅内，倒入适量清水，用文火煮至肉熟汤浓，加入调料调好口味，即可服用。

服用：每日 1 剂，分 2 次温服，喝汤食肉，连食 5～7 剂。

功效：补益肝肾，益中续气。

方五

适应证：未老先衰、须发早白、头昏耳鸣等。

妙方：鹌鹑蛋 6 个，生地黄 15 克，何首乌 15 克。

制法：将鹌鹑蛋洗净，与生地黄、何首乌一起放入锅内，倒入适量清水，用文火煮至蛋熟后，剥去蛋壳再放入汤内煮半小时，即可服食。

服用：每日 1 剂，分 2 次服用，喝汤吃蛋，宜经常服用。

功效：滋养肝肾，乌黑须发，抗衰益寿。

方六

适应证：防治因吃鱼虾后引起的荨麻疹和过敏性哮喘等。

妙方：新鲜鹌鹑蛋 1～2 个。

用法：将鹌鹑蛋洗净，打入碗内打散，即可服用。

服用：每日 1 剂，分 2 次温服，连服 3～5 剂。生食鹌鹑蛋要注意饮食卫生，以免引起腹泻。

功效：养血益气，补虚抗敏。

猪肉 ——养血益气、滋阴补肾

话 说 猪 肉

猪又称豕、豚、彘等,为猪科动物,分为家猪和野猪。家猪是由野猪被人类驯化而来的亚种,一般来说,是指人类蓄养多供食用的猪种,我国的猪有100多个品种。家猪是杂食类哺乳动物,獠牙较野猪短,鼻子口吻较长,体肥肢短,身体肥壮,性温驯,繁殖快,适应力强,出生后5～12个月可交配,妊娠期约为4个月,平均寿命20年。有黑、白、酱红或黑白花等色,是人类主要的家畜之一。

猪一般饲养至约重100公斤左右即可宰杀,猪肉以雄猪肉为好,经阉割者,称豮猪,其肉尤佳,它是人们餐桌上重要的动物性食品之一。我国生产猪肉为世界第一,约占全世界猪肉肉品46%以上,接下来则是美国约占7%左右。根据有关部门统计,猪肉总消耗量亦以我国最多,而若以平均每人食用猪肉量,则以捷克第一。

【历史概述】

人类饲养家猪的历史相当悠久,不过至16世纪才传播到世界各国。我国饲养家猪即是人类最早驯养猪的直系后代。早在母系氏族社会,我国就已开始饲养猪、狗等家畜。河姆渡遗址文化遗址的陶猪,其图形与家猪形体十分相似,说明当时对猪的驯化已具雏形。

先秦时期,据殷墟出土的甲骨文记载,商、周时代已有猪的舍饲,当时发明了阉猪技术,是养猪技术上一大创造。到了汉代,随着农业生产的发展,养猪已不仅为了食用,猪粪也成为种植业的优质肥料,这一情况促进了养猪方式的变化。

随着养猪业的发展和经济文化的不断进步,养猪经验日益丰富。唐宋元时期,养猪已成为农民增加收益的一种重要手段。唐代小说家张鷟在

《朝野金载》小说集中就记载了"唐代洪州人养猪致富之事",当时称猪为"汤盎"。据五代时期的学者冯贽在《云仙杂记》引《承平旧纂》:"黑面郎,谓猪也。"南朝史学家裴骃在《史记集解》引邓展云:"东海人名猪曰豨。"所以汉初陈豨、汉末昌豨都名"豨"。元代在扩大猪饲料来源方面有了很多创造。

　　时至明代,因明代皇帝朱姓与"猪"同音,被下令禁养猪,旬日之间,远近尽杀,有的则减价贱售或被埋弃,当时养猪业遭受到严重影响。但是,官员、老百姓都要吃猪肉,所以禁猪之事持续时间不长,随后在猪饲养方法和品种鉴别等方面取得一些突破性成就,还使养猪技术得到了发展。

　　近十几年来,我国生猪基本都是规模饲养,保证饲料来源清楚,采用程序化免疫和驱虫的措施,以使寄生虫病发生概率降低,从而已基本切断寄生虫生存和传播链条。我国各地农业主管部门全程加强了对动物疫病防控和检疫,持续不断强化家猪养殖过程中寄生虫等生物性危害因子检疫和监测,使饲养家猪的水平更为现代化,猪肉产品质量安全水平大幅提升,让老百姓能吃上放心猪肉。

【习俗传说】

　　我国有许多关于猪的习俗和传说。我国民间认为,猪肥头大耳是福气的象征。老子姓李名耳字聃。《说文》中云"聃,耳曼也",段王裁注"耳曼者,耳如引之而大也"。乐府《长歌》:"仙人骑白鹿,发短耳何长。"《三国演义》中认为,我国古代民间经常将猪代表财富和生育,代表女性,故猪有"乌金"之美誉。父系氏族公社时期,猪就是财富的标志,临夏大何庄的墓葬有三十六块猪骨陪葬。商代的猪被认为是贵重、吉祥的礼物。

　　随着猪驯化和种植业的发展,游农经济渐渐被定居农业经济所取代,由于居住地的固定,产生了有关人类和猪的文字,例如"家(房子底下有猪,豕的意思为猪)"、"圂(厕所,即厕所通猪圈)"。我国一般南方和北方农村把厕所和猪圈多合二为一,故厕神多兼职圈神。畜牧户供奉豕神、栏神。豕神本职厕神。据说,姜太公把为自己预留的东岳神让给黄飞虎,自己当"猪栏神",至今浙西一带还经常在猪栏上张贴"姜太公在此,百无禁忌"的黄纸,以求姜太公"猪栏神"保佑。

　　我国民间认为,猪能预兆雨水。如古代《诗经》中曰:"有豕白蹢,烝涉波矣,月离于毕,俾滂沱矣。"因此,《西游记》作者把猪八戒封为"天蓬水神","敕封元帅管天河,总督水兵称宪节",天蓬本是道教紫微北极大帝的四将之一,这就充分体现我国民间对猪的崇拜和云雨之神的关系。

猪又是人间"六畜(马、牛、羊、鸡、狗、猪)"的十二生肖之一。我国民间流传了一个"猪靠自己的努力当上生肖"的神话故事。玉皇大帝在天宫排序生肖时,下令规定必须在某个时辰到达,凡及时到达的十二种动物就可以定为人类生肖。猪自知路途遥远,艰难险阻,自己身体笨重行走缓慢,便在半夜时分就起床出发,拼死拼活赶去排队当人间生肖。但是,当猪满头大汗地爬到南天门之时,生肖排序的时辰已过。为此,猪不管是否错过时辰,决不气馁,鼓起勇气苦苦地央求天宫门神,其他五畜也为之求情,最终感动了诸天神,就把它放入南天门。玉皇大帝在天宫宣布猪为最后一名人间生肖,生肖地支为"亥"。

【烹饪简介】

猪肉是一切肉食之王,烹饪有炒、熘、烩、爆、炸、煎、烤、烧、蒸、炖汤、做馅、做冷盆等很多方法,几乎囊括了所有的烹调技术。我国著名的猪肉菜肴有:东坡肉、走油肉、糖醋小排、浦五房酱肉、广东叉烧肉、无锡排骨、镇江肴肉、福州肉燕皮、湖南坛子肉等,不胜枚举,其中不少是宴会上的美味佳肴。

从营养学角度来说,用猪肉烹饪菜肴其中炸与烤营养价值较低,蒸、煮、煲、炖营养价值较高。猪肉应煮熟食用,因为猪肉中有时会有寄生虫,避免引起感染寄生虫。

家庭中烹饪猪肉前,不要用热水清洗,也不宜长时间用清水浸泡,这样不仅可以防止营养素流失,还能保持猪肉的鲜美度。因为,猪肉中所含有的水溶性蛋白质和水解性营养物质,一般在 15℃ 以上的热水中就容易溶解流失。

猪肉的肉质比较细腻、筋少,如炒、熘、烩等要斜切,使其烹饪时不破碎,吃口嫩软;如横切,炒熟后变得凌乱散碎,吃起来又容易塞牙;猪肉可以加工成酱肉、烤肉、卤肉、熏肉、烧肉、肉松、肉脯、腊肉、咸肉、火腿、风肉等食品,食用方便,别具风味。但是这些加工过的猪肉都多少含有一些防腐剂,经常食用不利于健康。

选购小窍门

目前市场上有放心猪肉、无公害猪肉、有机猪肉三种，猪的品种和饲料与猪肉的质量大有关系。所以不同的猪肉的价格就各不相同。现在人们喜欢吃瘦型猪肉，含脂肪量少。优质的猪肉肉质坚实，纹理清晰。若猪肉中含脂肪量多和含水多，猪肉就软。有些注水肉就浪软。猪肉的纤维要细，皮要薄。从猪肉的颜色也可以看出新鲜程度。

选购猪肉：一要看，猪肉要光泽，没有液体流出，肉的表面没有任何斑点。新鲜的猪肉，瘦肉部分颜色呈鲜红色，色泽为红色或者粉红，如果是暗红色的为不新鲜的猪肉。

二要触摸，新鲜的猪肉有弹性，如用力按压，猪肉能迅速地恢复原状。如果猪肉瘫软下去，肉质就比较差；再用手摸下猪肉表面，如果粘手则是不新鲜的猪肉。

三要闻气味，新鲜的有猪肉的味道，且略带些腥味。如有其他异味或者臭味，就是不新鲜的猪肉，最好不要选购。

【营养价值】

猪肉（肥瘦）每 100 克含有蛋白质 13.20 克、脂肪 37.00 克、维生素 A 18.00 微克、核黄素 0.16 毫克、烟酸 3.50 毫克、维生素 E 0.35 毫克、钙 6.00 毫克、铁 1.60 毫克、铜 0.06 毫克、锌 2.06 毫克、镁 06.00 毫克、钾 204.00 毫克、锰 0.03 毫克、磷 162.00 毫克、硒 11.97 微克、胆固醇 80.00 毫克等。此外，还含有肌酸、肌肽、血红蛋白、游离氨基酸等营养成分。

猪肉中富含肌酸、肌肽、血红蛋白等营养物质，其中肌酸在人体存储量越多，能量的供给就越充分；肌肽是一种天然抗氧化剂，可改善肉色和提高骨骼肌的氧化稳定性，增强浑浊的眼球晶体的透光度，以起到防治老年性白内障的作用；血红蛋白是一种含铁的复合变构蛋白，由血红素和珠蛋白结合而成，具有运输氧和二氧化碳、维持血液酸碱平衡的作用。从猪肉中摄入的血红蛋白，不仅能起到补充有机铁的作用，而且其比蔬菜中的无机铁更有利于人体的吸收，能促进铁吸收半胱氨酸，对改善缺铁性贫血、急慢性失血所致的贫血等疾病大有益处。

【文献记载】

我国历代医学家把猪肉视为治病的良药,并根据临床实践对其药用价值进行了研究与论述,现选录如下。

唐代医学家孟诜在其编撰的《食疗本草》中曰,猪肉"宜肾,补肾气虚竭。头肉,补虚乏气力,去惊痫,寒热,五癃"。

南北朝医学家陶弘景在其编撰的《名医别录》中说:"猪肉,疗狂病。"

清代医学家张璐在《本经逢原》中说,猪肉"精者补肝益血"。

清代药学家汪昂在其编撰的《本草备要》中说:"猪肉,其味隽永,食之润肠胃,生精液,丰肌体,泽皮肤,固其所也,惟多食则助热生痰,动风作湿,伤风寒及病初愈人为大忌耳。"

清代医学家王士雄在其编撰的《随息居饮食谱》中谓:"猪肉,补肾液,充胃汁,滋肝阴,润肌肤,利二便,止消渴,起尫羸。"

【适宜应用】

中医学认为,猪肉性微寒、味甘,入脾、胃、肾经,具有滋阴补肾、滋养脏腑、养血益气等功效,适用于肺燥咳嗽、干咳痰少、老人燥咳无痰、咽喉干痛、热病伤津、血燥津枯、气血虚亏、贫血头晕、消渴羸瘦、羸瘦体弱、产后血虚、肠道枯燥、大便秘结、阴虚不足、肾虚体弱、虚肿等症。

据现代医学研究发现,猪肉适用于贫血、营养不良、大便干结、便秘等症。

温馨提醒

凡湿热偏重、痰湿偏盛、舌苔厚腻、胃肠饱胀、腹胀、腹泻等患者忌食猪肉;猪肉与牛肉、羊肝、驴肉、鹌鹑肉、鸽肉、鲫鱼、虾、甲鱼、田螺、香菜、菱角、荞麦、杏仁、乌梅与相克不宜同食,以免引起不良反应,忌与茶叶、甘草、桔梗、黄连、苍耳子、吴茱萸等中药同食。如果猪肉被反复冻藏或加热,会使肉中细胞膜裂解、蛋白质变质而产生细菌、毒素及亚硝胺类等致癌物质,久食可危害人体健康。凡熏、烤及腌制的猪肉更易产生亚硝胺类致癌性污染,不能久食。

　　猪肉在畜肉中脂肪的含量最高，以饱和脂肪酸为主，一般健康人多吃容易肥胖。据有关研究发现，大量进食饱和脂肪酸后，肝脏的还原酶活性增高，可使胆固醇合成增加，会诱发人的血管硬化、高血压增高，易引发脑梗死、心肌梗死等疾病。因此，凡患有肥胖症、高脂血症、动脉硬化、高血压、冠心病、糖尿病、脑卒中、心肌梗死等患者应少食或不食为宜，以免加重疾病。

猪肉的食疗功效

猪肉是少年儿童生长发育的营养佳肴

　　猪肉营养丰富，其中维生素中主要是含脂溶性维生素，如维生素 A、维生素 D、维生素 E、维生素 K 等，也含有少量的水溶性维生素，主要是维生素 B_6 和 B_{12}；还是磷和铁的丰富来源，主要含在瘦肉中，容易被人体吸收；也含有其他矿物质，如铬、钴、铜、锌、锰、硒、硅、氟等，特别是在某些内脏中，含量较多；猪肉中的锌，其人体利用率比植物中所含的锌要好，因为植物中存在植酸盐，与锌结合后使其不好被利用，而猪肉中的锌则易被吸收。铜和锌都是少年儿童智力发育不可缺少的元素。所以，少年儿童在生长发育期间，经常适量食用猪肉，具有促进生长发育、助长肌肉、健脑益智的作用。

猪蹄营养价值可以与名贵的熊掌媲美

　　猪蹄中含有一种胶原蛋白，是构成的肌腱和韧带的主要成分，也是形成骨骼框架的重要成分。胶原蛋白还可促进毛发、指甲生长，保持皮肤柔软、细嫩，毛发光泽。胶原蛋白对保持人体细胞中的水分十分重要。所以，猪蹄的营养价值可以与名贵的熊掌媲美。

　　据现代有关实验观察发现，人体胶原蛋白缺乏时，细胞代谢就会减弱，组织的可塑性就会降低，引起老年器官的萎缩、弹力下降，人体衰老。因此，经常适量食用猪蹄具有健身抗衰、延年益寿的功效。

日本长寿老人把猪肉菜汤当成"长寿菜肴"

据日本有关专家调查发现,日本琉球某地方80以上的长寿老人,几乎每天都要吃用猪肉做成的一种菜汤。他们把先将猪肉炖煮2～3小时后,再加入海带或萝卜再煮1小时。日本专家还对经长时间炖煮的猪肉进行化验分析,其中饱和脂肪酸减少30%～50%,而不饱和脂肪酸增加,胆固醇含量会大大降低,有利于人体健康。由于他们烹饪方式得当,使猪肉菜汤成为"长寿菜肴"。从营养保健角度来说,猪肉用蒸、煮、煲、炖等烹饪方法营养价值较高,具有养生保健的作用,而猪肉用炸与烤的烹制方法不仅营养价值低,还不利于人体健康。

猪皮和猪蹄具有美容皮肤的功效

据现代美容专家研究发现,猪皮和猪蹄主要由结缔组织构成,其蛋白质含量为35%～40%,其中绝大部分为胶原蛋白和弹性蛋白,并且猪皮和猪蹄在烹调过程中可转化成明胶,明胶具有网状空间结构,能结合许多水分子,促进细胞的生理代谢,能有效地改善人体皮肤组织细胞的储水功能,具有维护皮肤滋润饱满、光滑平整、富有弹性,延缓皮肤组织细胞衰老、防止皮肤过早褶皱的美容功效。因此,爱美的女性经常适量食用猪皮和猪蹄对润泽肌肤、防皱减瘪、养颜美容具有积极的意义。

中医认为,"以脏补脏"和"以脏治脏"可来调治疾病

中医学一直有"以脏补脏"和"以脏治脏"的论述,也就是老百姓说的"吃啥补啥"。我国明代著名药物学家李时珍在所著的《本草纲目》中言,可用猪的脏腑"以胃治胃,以心归心,以血导血,以骨入骨,以髓补髓,以皮治皮"。当人体五脏六腑发生病变时,用相应的猪内脏来调养与治疗,或单独使用,或配伍使用,往往能收到较好的疗效。如猪肝中富含蛋白质、卵磷脂和微量元素,有利于儿童的智力发育和身体发育,对眼睛和水肿有益。猪肾有补肾功能。猪脑可治头风、眩晕、神经衰弱等症。猪血中所含有的微量元素相当丰富,共有十多种,包括锌、铜、钴、铁、钾、钙、镁、磷等,其中的锌、铜等具有明显的抗衰老作用,适应于贫血头晕、气血虚亏、消渴赢瘦、赢瘦体弱、产后血虚等患者调养与治疗,猪血也是老年人的营养食物。但是,一般猪内脏胆固醇的含量较高,可以适量食用,不宜长期、过量食用,以免引起高胆固醇症。

猪肉营养保健养生美食

猪肉炒草菇

原料：猪腿肉 150 克，草菇 150 克，生姜 10 克，香葱 15 克。

调料：精制豆油 45 克，料酒 15 克，精盐、味精各适量，香油少许。

制法：(1) 将猪肉洗净，切成薄片，加入少许精盐拌匀，放入淀粉和匀；草菇洗净，切成薄片；生姜去皮、洗净，切成细末；香葱洗净，切成细末；备用。

　　　(2) 将锅烧热后，倒入豆油 35 克，待油温五成热时，放入猪肉片翻炒至熟软，备用。

　　　(3) 将锅烧热后，倒入豆油 10 克，待油温六成热时，放入生姜末炝锅，放入草菇片煸炒至熟软，倒入猪肉片用大火快速翻炒片刻，烹上料酒，加入精盐、味精调好口味，淋上香油，即可食用。

特点：清香鲜嫩，营养丰富。

功效：补虚益气，抗衰防癌。据现代医学研究表明，草菇中含有一种异性蛋白，能抑制癌细胞生长，具有抗癌作用。

适应证：年老体弱、消渴羸瘦、气血虚亏、易患感冒、体弱气虚、各种癌症、疮疡患处久不愈合等。

肉丝炒竹荪

原料：猪里脊肉 150 克，竹荪 20 克，冬笋 100 克，生姜 10 克，香葱 15 克，上汤 20 克。

调料：精制豆油 35 克，精盐、味精各适量，香油少许。

制法：(1) 将猪里脊肉洗净，切成细丝，加入少许精盐拌匀，放入淀粉和匀；竹荪用温水浸泡至发软，洗净后切成细丝，用开水焯一下，捞起沥干；冬笋去壳、洗净，切成细丝；生姜去皮洗净，切成细末；香葱洗净，切成细末；备用。

　　　(2) 把锅烧热后，倒入豆油 25 克，待油温五成热时，放猪里脊肉丝翻炒至熟软，备用。

　　　(3) 把锅烧热后，倒入豆油 10 克，待油温六成热时，先放入生姜末炝锅，再放入竹荪丝、冬笋丝煸炒片刻,倒入上汤焖烧 2～3 分钟,放入猪里脊肉丝翻炒片刻,加入精盐、味精,调好口味,撒上香葱末,淋上香油,即可上菜。

特点:菜色素雅,清香鲜嫩。

功效:补虚健身,抗衰益寿。

适应证:营养不良、身体虚弱、贫血、羸瘦体弱、气血虚亏、劳伤咳嗽、高血压、癌症等。

红烧猪肉板栗

原料:猪肋条肉 750 克,新鲜板栗 500 克,上汤 250 克,大蒜 30 克,生姜 10 克,葱白 10 克。

调料:豆油 50 克,料酒 30 克,酱油 50 克,白糖 25 克,精盐、味精各少许。

制法:(1) 将猪肋条肉洗净,切成小方块;板栗用沸水煮片刻捞出,剥壳去内皮取肉,洗净沥干;大蒜去皮、洗净,用刀拍一下;生姜去皮、洗净,用刀拍一下;葱白洗净,切成小段;备用。

(2) 把炒锅烧热后,放入豆油,待油温五成热时,放入板栗煸炒片刻,盛出备用。

(3) 将原锅留的底油烧热后,放入大蒜、生姜炸出香味,放入猪肉块翻炒至上色,倒入料酒烹煮一下,放入酱油,白糖,上汤,用大火烧沸后,放入煸炒过的板栗,改用小火烧至猪肉软板栗酥,加入葱白段、精盐、味精调好口味,再用大火收干汤汁,即可食用。

特点:浓油赤酱,香酥味美。

功效:补肾强腰,养血益气。

适应证:气血虚亏、营养不良、体弱羸瘦、肺燥久咳、痰少之气管炎、血燥津枯、肾虚体弱、肾虚腰痛、产后血虚、大便秘结等。

备注:本菜富含动物脂肪、热量较高,凡肥胖者,高脂血症、冠心病等不宜多吃。

猪肉蒸黄鳝

原料:猪瘦肉 150 克,鲜活黄鳝 200 克,火腿 30 克,冬笋肉 50 克,香葱 30 克,生姜 15 克。

调料:豆油 25 克,料酒 15 克,上汤 25 克,精盐、味精各适量,胡椒粉少许。

制法：(1) 将猪瘦肉洗净,切成小块;黄鳝去肠杂、洗净,切成中段,加入少许精盐、料酒拌匀,腌制片刻;火腿洗净,切成小块;冬笋肉洗净,切成小块;香葱洗净,切成小段;生姜洗净,切成细丝;备用。

(2) 把猪肉块、黄鳝段放入大碗内,放入火腿片、冬笋片、生姜片、料酒、上汤、精盐,放入蒸锅内,用大火蒸沸 25～30 分钟至熟软,取出,加入味精,撒上胡椒粉,调好口味,即可上菜。

特点：清香鲜嫩,营养丰富。

服用：每日 1 剂,分 2 次当菜食用。

功效：补虚损,养五脏,壮筋骨。

适应证：糖尿病、头晕眼花、体倦乏力、心悸气短、肾虚腰痛、足软无力等。

猪脊髓炖莲藕

原料：猪脊髓(连脊骨)500 克,莲藕 200 克,生姜 20 克,香葱 15 克。

调料：猪油 10 克,料酒 15 克,精盐、味精、胡椒粉各少许。

制法：(1) 将猪脊髓洗净,剁成小块;莲藕洗净,切成小块;生姜去皮、洗净,切成薄片;香葱洗净,切成细末;备用。

(2) 把猪脊髓块、莲藕块放入锅内,倒入适量清水,放入猪油、生姜片、料酒,用文火炖 2 小时至熟烂,加入味精、胡椒粉调好口味,撒上香葱末,即可上菜。

特点：清香汤浓,鲜嫩可口。

功效：滋阴益肾,补髓壮骨。

适应证：骨质疏松、虚劳骨蒸、腰膝酸痛、关节骨痛、体虚乏力等。

补肾养生鲜汤

原料：猪脊髓 300 克,甲鱼 1 只(约 300 克左右),火腿 50 克,冬笋肉 50 克,水发香菇 50 克,水发木耳 50 克,生姜 15 克,香葱 15 克。

调料：猪油 10 克,料酒 60 克,精盐、味精各适量。

制法：(1) 将猪脊髓洗净,切成小块;甲鱼宰杀放血,去肠杂、脚爪洗净,抹上少许精盐、料酒;火腿洗净,切成薄片;冬笋肉洗净,切成薄片;木香菇去根、洗净;木耳洗去泥沙,摘成小朵;生姜去皮、洗净,拍松;香葱洗净,打结;备用。

(2) 把猪脊髓、甲鱼放入锅内,加入猪油、料酒、火腿片、冬笋肉片、香菇片、木耳、生姜、香葱结,倒入适量清水,先用大火煮沸后,再改用小火煮 2 小时至熟酥,除去姜葱,加入精盐、味精,调好口味,即可食用。

特点:味浓味美,滋补佳品。

服用:每三天服 1 剂,分数次服用,连服 3～5 剂为 1 个疗程。

功效:滋阴补肾,强骨填精。

适应证:骨质疏松、关节骨痛、骨质增生、虚劳骨蒸、腰膝酸痛、肾虚腰痛等。

猪肉康复食疗妙方

方一

适应证:哮喘、慢性支气管炎、慢性结肠炎、痔疮等。

妙方:猪瘦肉 100 克,无花果 100 克,调料少许。

用法:将猪瘦肉、无花果洗净,切成小块,与调料一起放入碗内,放入蒸锅内,隔水蒸至熟香,即可服用。

服用:每日 1 剂,分 2 次温服,连服 5～7 天。

功效:宣肺润燥,健胃理肠。

方二

适应证:失眠、病后体虚、肺结核等。

妙方:猪瘦肉 150 克,黄精 30 克,调料少许。

用法:猪肉洗净,切成小块,黄精洗净、切片,一起放入碗内,放入蒸锅内,用大火隔水蒸至熟肉,加入调料调好口味,即可服用。

服用:每日 1 剂,分 2 次温食,连食 3～5 剂。

功效:滋阴养心,补血益气。

方三

适应证:由肺阴虚低热干咳及心脾不足引起心悸、失眠等。

妙方:猪瘦肉 150 克,百合、莲子肉各 50 克,调料少许。

用法:将猪瘦肉洗净,切成薄片,百合、莲子肉洗净,一起放入锅内,倒入适量清水,先用大火煮沸后,再改用文火煮至肉香熟,加入精盐调好口味,即可服用。

服用：每日 1 剂，分 2 次温服，连服 10 天以上。

功效：滋阴清热，润肺止咳，养心宁神。

方四

适应证：慢性肝炎、白细胞减少症等。

妙方：猪瘦肉 100 克，鲜蘑菇 150 克，调料少许。

用法：将猪瘦肉洗净，切成小块，蘑菇洗净，切成小块，一起放入锅内，倒入适量清水，用中火煮至熟肉汤浓，加入调料调好口味，即可服用。

服用：每日 1 剂，分 2 次温食，连食 7～10 剂。

功效：健脾补胃，养肝滋阴。

方五

适应证：年老健忘、头痛头晕、用脑过度、健忘失眠、记忆力减退、注意力不集中、神疲乏力、体质虚羸。

妙方：猪脑 2 个，生姜 15 克，香葱 15 克，料酒 30 克，精盐、味精各少许。

用法：将猪脑洗净血水；生姜去皮、洗净，切成细丝；香葱洗净，切成小段。把猪脑放入小碗内，放入生姜丝、香葱段、料酒、精盐，隔水蒸 25 分钟，加入味精，调好口味，即可食用。

服用：每日 1 剂，分 2 次当菜食用。

功效：补脑益智，壮骨添髓。

备注：本方含胆固醇高，凡糖尿病、高脂血症、肥胖症等患者不宜食用。

方六

适应证：萎缩性胃炎、胃酸缺乏等。

妙方：猪肚 1 个，干山楂片 100 克，冰糖 50 克。

用法：将猪肚里外洗净，切成条块状，和干山楂片（去核）一起放入锅内，倒入适量清水，用文火炖至熟烂后，放入冰糖煮至溶化，即可服用。

服用：每剂分 6～8 次，每日 3 次，空腹食用，食肚饮汤。半个月为 1 疗程，连服 3～5 个疗程。

功效：健脾养胃，生津化食。

备注：凡糖尿病患者不宜食用。

牛肉 ——补气益血、强健筋骨

话 说 牛 肉

　　牛肉为牛亚科牛族动物肉的统称,有黄牛、水牛、牦牛等品种。我国黄牛分为华北牛、华南牛和蒙古牛,水牛多分布于我国淮河以南诸省,牦牛分布在我国青藏和西北等地区。亚洲是野牛原种的栖息地,许多原牛的遗骸在西亚、北非和欧洲大陆也有发现,现在仍有许多野牛在原地生活于野生状态中。人类早在新石器时代就开始驯化野牛,野牛最初驯化的地点在中亚地区,以后扩展到欧洲。

　　牛体质强壮,适应性很强,能够较好地适应所在地的气候环境,其适宜温度为15～25℃。牛一般常年多次发情发情周期基本相似,平均21天左右,妊娠期约280天。一般单胎,双胎率仅占怀孕总数的1～2.3%。但高寒地区的牦牛因终年放牧,受气候影响,属季节性发情。一般牛1岁以后的雄兽和雌兽的头骨上都长有一对粗大的角,角的形状在各牛品种之间有所不同,但都是额骨的突起衍生出来形成的对称骨枝。

　　牛是素食动物,食物范围很广,喜欢吃一些绿色植物(或果实),如水花生、红薯藤(苗)、玉米(苗)、水稻、小麦苗等,最喜欢吃青草。为了贮存草料、躲避敌害,它们的胃在进化过程形成了4个室:即瘤胃、蜂巢胃、瓣胃和腺胃,还具有"反刍"的习性,使食物能够得到更好的消化和吸收。所以,牛吃饱后会停止进食,但还会不停地反刍。

　　许多国家养牛,养母牛为了挤奶,而养公牛为了吃肉。专门饲养的牛,肉味鲜美而嫩。黄牛肉嫩,水牛的肉较老,耕地老牛的肉更老。世界上许多人爱吃牛肉,是因为它营养丰富,适口好吃。世界上食用牛肉最多的国家是阿根廷,平均每天每人消费0.5千克。我国是以食用猪肉为主的国家,牛肉的需求量相对较少,目前我国畜牧业约有1.2亿头牛存栏。

　　20世纪80年代,英国首次发现的疯牛病即为"牛脑炎"的俗称,其病毒感染牛的脑部，致使牛疯癫和瘫痪，甚至死亡，并在牛群中传染性很强。如果人吃了患有疯牛病的牛肉也会得病死亡，由此引起当时世界各国的恐慌。经英国科学家研究表明，人吃了感染疯牛病的牛肉会得一种"新变种"的克一雅二氏病。法国神经病学家拉斯梅托斯研究认为，引起疯牛病的真正原因可能是一种很小的病毒或者甚至是一种基因物质。当时，英国卫生部也发表过一个声明称，证实有 10 名青壮年可能是由于吃了患疯牛病的牛肉而患了人类型海绵状脑病，并已死去。最让人恐惧的是，以现有的医疗水平，患者生前无法得到确诊，只有在死后用显微镜观察组织切片，才能找到死因。英国的几万头牛被屠宰和销毁，经济损失惨重。全世界多达 30 多个国家和地区禁止进口英国活牛和牛肉制品，以防止"疯牛病"在全球的传染。

【风俗传说】

据汉代《周礼·月令》记载："出土牛以送寒气。"唐代著名诗人元稹在《生春》诗中写道："鞭牛县门外，争土盖春蚕。"先"鞭"而后"争"，是古代送冬寒迎新春的风俗之一，即为"鞭春牛"又称"鞭土牛"，此风俗起源较早，于唐、宋两朝最为兴盛，尤其宋仁宗颁布了《土牛经》之后，鞭土牛风俗在我国广为传播，以至成为民俗文化的重要内容，后来这个习俗一直保留下来，并把时间定在春天。

浙江地区迎春牛的特点是，迎春牛时，老百姓依次向用泥捏纸粘而成的春牛叩头，拜完后一拥而上，把春牛打碎，将抢到的春牛泥块带回家撒在牛栏内，以祈祷牛繁殖生育。山东一带民间要把春牛打碎，人人争抢春牛土，谓之抢春，以抢得牛头者更为吉利。

我国汉族民间有"结牛财亲"的交际风俗，流行于湖南一带。农忙时期，几户公用一头牛称为"结牛财亲"，并视作亲戚，牛的所有权一旦换成别人，其"亲戚"关系也到此结束。

我国陕西留坝县等地区流行"牛王会"的风俗，这是为高龄老人做寿的称谓。当地人们认为，牛辛勤地耕田犁地，有功于人类，而且生肖排列前位，牛的性格温厚老实，勤劳苦干，拥有超凡的神力，是个独当一面的优秀领导者。故以牛为名给老人贺祝高寿，表示家族对长辈的尊敬。

我国贵州西北一带苗族有抢牛尾的婚姻风俗。男女订婚之后，女方就要饲养一头黄牛，待办婚礼那天女方家人要牵牛到现场，用两根绳索绊住牛腿。

然后由新娘一刀砍下牛尾,新郎会立刻上去抢夺牛尾,如果男方能在女方父母到来之前夺得牛尾,即刻可以结婚拜堂成亲,否则女方父母就不承认这段婚姻。

【烹饪简介】

牛肉有炒、烧、烩、炸、煎、烤、爆、炖汤、做馅、做冷盆等很多烹饪方法。炒菜中有"蚝油牛肉"、爆炒中有"葱爆牛肉"、炸的有"炸牛排"、烧的有"红烧牛腩",冷盆有"五香牛肉"、"陈皮牛肉"等,款款菜肴味道鲜美,别具风味。在西餐中,牛肉更是主要的菜肴,如法国大菜"红烧牛舌"、"牛尾汤",俄罗斯的"土豆烧牛肉"等,还有俄罗斯著名的罗宋浓汤,就是以炖牛肉为主料,配以土豆、番茄、洋葱、卷心菜等,营养丰富,味道鲜美,也是上海家庭经常烹制的菜肴。

烹饪美味可口牛肉的主要诀窍在于不同部位的牛肉选择适当的烹制方式。如肉质较嫩的牛肉,适用于炒、煎、烤、烧等。如牛腩、牛腱、条肉等肉质较坚韧的牛肉部位,适用于煮、炖、蒸。烹饪时翻动牛肉,最好用筷子或夹子,避免刺穿肉块让肉汁流失而变老。较嫩的牛肉应用中火烹制,肉质坚韧的牛肉则适合小火烹煮。凡过高的温度或大火会把牛肉的外表煮得太熟或烧焦而中间还没有熟透。一般炖牛肉炖煮至可用叉子叉的下去就基本可以了。牛肉快要煮好时把火关掉再焖放 15 分钟,这时温度还会继续上升煮到刚好的熟度。

牛肉不易熟烂,烹饪时放几个山楂、几块陈皮或一点茶叶可以使其易煮烂。煮老牛肉的前一天晚上在牛肉上涂一层芥末,第二天用冷水冲洗干净后下锅炖煮,如再加少许酒、醋,这样加工处理之后老牛肉容易煮烂,而且肉质变嫩,香气扑鼻,色佳味美。

一般牛奶只要煮开即可,不宜久煮,如果加热时间长了,牛奶中的乳糖就会焦化,逐渐分解形成乳酸,并产生少量的钾酸,使牛奶呈微褐色并带有酸味;再有牛奶中久煮后其中胶状蛋白质微粒就会出现脱水现象,使原来溶胶状态的蛋白质变为凝胶状态而出现沉淀,这样就会使牛奶中许多营养物质流失。

选购小窍门

　　选购牛肉：一要看，新鲜牛肉质地坚实有弹性，肉色呈鲜红色，肌纤维较细，嫩牛肉脂肪呈白色，反之牛肉的肌肉颜色发暗，无光泽，脂肪呈现黄绿色。二要闻气味，新鲜牛肉有股鲜肉味儿，不新鲜的牛肉有异味甚至臭味。三要用手摸，新鲜牛肉富有弹性，用指压后凹陷可立即恢复，新切面肌纤维细密，不新鲜的牛肉指压后凹陷不能恢复，留有明显压痕，触摸肉皮粗糙者多为老牛肉，不宜选购。

【营养价值】

　　牛肉（肥瘦）每 100 克有蛋白质 19.90 克、脂肪 4.20 克、维生素 A 7.00 微克、硫胺素 0.04 微克、核黄素 0.14 毫克、烟酸 5.60 毫克、维生素 E 0.65 毫克、钙 23.00 毫克、钾 216.00 毫克、镁 20.00 毫克、铁 3.30 毫克、锌 4.73 毫克、锰 0.04 毫克、铜 0.18 毫克、磷 168.00 毫克、硒 6.45 微克、胆固醇 84.00 毫克等。此外，还含有牛磺酸、肌氨酸、黄嘌呤、次黄质、多种人体所需氨基酸等营养物质。

　　牛肉蛋白质含量比猪肉高，而脂肪含量比猪肉低。世界上喜欢吃牛肉的人一般体格较为强壮，这与牛肉营养丰富有关。牛肉是一些微量元素的良好来源，其中铁、锌、钾和铜含量特别丰富。铁是造血必需的矿物质，锌是一种促进蛋白质合成、肌肉生长的抗氧化剂，钾是维持细胞内外酸碱平衡的元素，铜是有益于头发、皮肤、血液、骨骼组织、中枢神经以及心、肝等内脏的发育和功能的微量元素。因此，青少年经常适量食用牛肉，有利于生长发育，增强肌肉力量，提高机体抗病能力，也对手术后、病后调养等患者在补充失血、修复组织等方面具有康复保健作用。

　　牛奶营养丰富，对人体具有良好的保健功效，素有"长寿饮料"之美誉。牛奶有高脂、中脂、低脂之分，一般高脂牛奶适宜于青少年饮用，中脂牛奶适宜于中老年人饮用，低脂牛奶适宜于肥胖症、高脂血症、高血压、冠心病、糖尿病等饮用，高钙牛奶适宜于严重缺钙的少儿、失眠、易怒、工作压力大、骨质疏松症、更年期妇女等人群饮用。还有，牛奶不宜空腹饮用，因为空腹饮用，牛奶停留在胃肠道内时间就很短,不能被胃液充分分解与酶化,不利于多种营养的充分消化吸收,所以最好喝牛奶前吃一些馒头、面包之类的干点为宜。

【文献记载】

我国历代医学家把牛肉视为治病的良药,并根据临床实践对其药用价值进行了研究与论述,现选录如下。

唐代本草学家日华子在《日华子本草》中说,牛奶"润皮肤、养心肺,解热毒"。

南北朝医学家陶弘景在其编撰的《名医别录》中说,牛肉"主消渴,止呕泄,安中益气;养脾胃"。

明代著名药物学家李时珍在其所著的《本草纲目》中言,牛肉"安中益气、养脾胃,补虚壮健、强筋骨,消水肿、除湿气"。"牛奶,治反胃热哕,补益劳损,润大肠;治疸黄,老人煮粥甚宜"。

明代医家李中梓在《雷公泡制药性解》中说:"黄牛肉,主安中益气,健脾养胃,强骨壮筋。"

明代医药家兰茂在《滇南本草》中说:"水牛肉,能安胎补血。""水牛乳,补虚弱,止渴,养心血,治反胃而利大肠。"

清代医学家汪绂在《医林纂要》中说:"牛肉味甘,专补脾土,脾胃者,后天气血之本,补此则无不补矣。"

清代著名医学家赵学敏在《本草拾遗》中说,牛肉"消水肿,除湿气,补虚,令人强筋骨、壮健"。

清代医学家罗国纲在《罗氏会约医镜》中说:"牛肉,安中补脾,养胃益气。"

【适宜应用】

中医学认为,牛肉性平、味甘,入脾、胃经,具有补气益血、滋养脾胃、强健筋骨等功效,适用于脾胃虚弱、气血不足、气短体虚、面黄目眩、中气下隐、虚劳羸瘦、贫血久病、腰膝酸软、筋骨酸软等症。

据现代医学研究发现,牛肉适应于营养不良、食欲不振、病后体虚、贫血、营养不良性水肿、术后调养等症。

据有关报道,牛肉与仙人掌同时煮食,能提高机体免疫功能,具有抗癌防癌的效果,尤其适宜癌症患者及中老年人食用。

中医学认为,牛奶性微寒、味甘,入心、肺、胃经,具有补虚损、益肺胃、解热毒、润皮肤、生津通便等功效,适用于久病体虚、虚损瘦弱、气血不足、反胃噎膈、胃阴不足、消渴口干、产后虚弱、大便燥结等症。

现代医学研究发现,牛奶适应于营养不良、失眠、胃及十二指肠溃疡、胃出血、高血压、胃癌等症。

温馨提醒

黄牛肉为发物,凡患痘疹、皮肤瘙痒、疮疥湿疹等患者慎食;肝病、肾病、感染性疾病等患者忌食;凡牛自死、病死者,忌食其肉。牛肉与韭菜、猪肉、田螺、鲶鱼、红糖相克,不宜同食,以免引起不良反应。

现代医学研究发现,过多摄入牛肉就会提高患结肠癌和前列腺癌的概率,这是因为牛肉中含有一种丙醛的致癌物质,并且牛肉放置的时间越长,丙醛的含量就越高。因此,有关专家认为,过量食用牛肉不利于健康,食用新鲜的牛肉较为安全,每周食用牛肉不宜超过 3 次,每餐适用量为 80克。另外,牛脂肪中的胆固醇含量很高,还是少食为妙,以免引起高胆固醇症。再有,牛肉属于红肉,肌肉纤维较粗糙不易消化,凡幼儿、老年人、消化功能差、高胆固醇症等人群应慎食为宜。

牛肉的食疗功效

牛肉富含肌氨酸,具有增长肌肉、提高记忆力的作用

据现代营养学专家研究发现,牛肉中含有丰富的蛋白质,且氨基酸组成比猪肉更接近人体,其中肌氨酸是肌肉燃料之源,能及时地补充三磷酸腺苷,可以增加肌肉无氧力量和爆发力,能有效地改善运动表现、力量与恢复时间,并使运动训练坚持得更长久,适宜运动员食用。

据有关科学家研究发现,肌氨酸还可以提高人的记忆能力和分析能力,尤其对于学生考试这种需要"临时提高智力的场合"效果更为明显,并能改善由大脑伤害造成的损伤。由此可见,青年学生经常适量食用牛肉,对提高智力具有积极的意义。

牛肉富含维生素 B_{12}，具有防治贫血、维护神经系健康的功效

牛肉中富含维生素 B_{12}，它能促进红细胞的发育和成熟，使机体造血机能处于正常状态，预防恶性贫血；维生素 B_{12} 还参与神经组织中一种脂蛋白的形成，是健全神经系统功能不可缺少的维生素，能集中注意力，增强记忆，消除烦躁不安，维护神经系统的健康。因此，经常适量食用牛肉，具有防治贫血、维护神经系健康的功效。

牛肉富含矿物质是糖尿病患者的食疗佳品

牛肉富含矿物质，其中锌的含量高达 4.73 毫克，钾含量为 216.00 毫克、铁含量为 3.30 毫克、镁含量为 20.00 毫克。锌与谷氨酸盐、维生素 B_6 共同作用，能增强免疫系统；钾参与细胞内糖、蛋白质的代谢，有助于维持神经健康、心跳规律正常，可以降低血压、预防中风；铁是造血必需的矿物质；镁有助于蛋白质的合成、增强肌肉力量，更重要的是还可提高胰岛素合成代谢的效率。由此可见，牛肉是糖尿病患者的食疗佳品，经常适量食用，对疾病康复具有良好的作用。

牛肉富含肉毒碱，具有预防疾病、改善食欲不振的食疗功效

鱼肉、鸡肉中肉毒碱含量很低，而牛肉中肉毒碱含量却很高。肉毒碱是一种人体必需的膳食营养物质，它与人体脂肪的合成、脂肪酸的运输和氧化、酮体的利用有关。据有关研究表明，人们在膳食中经常适量摄入肉毒碱，不仅能促进人体新陈代谢，可以减少疾病的发生，还对于改善食欲不振、消化不良、食欲减退、慢性胃炎、胃酸缺乏症、婴幼儿厌食症均有一定的食疗功效。

牛奶营养丰富，具有养颜美容的功效

牛奶所含的蛋白质、脂肪、维生素、微量元素等营养物质，具有养颜美容的功效。牛奶中所含的维生素 A、铁、铜，能保持皮肤滋润光滑、柔软白嫩、头发乌黑、减少脱落，具有预防与减少面部皱纹的作用；牛奶中的乳清，对黑色素有消除作用，可防治各种色素沉着引起的色斑、黄褐斑等；牛奶中所含的脂肪，能为皮肤提供封闭性油脂，形成薄膜以防皮肤水分蒸发，防止皮肤干燥、开裂。因此，自古以来，不论国内外牛奶一直被认为是一种天然的绿色的护肤佳品。

牛奶具有镇静安神、促进睡眠的食疗作用

据有关专家研究发现，牛奶中富含一种能够促进睡眠的以血清素合成的色氨酸，也是人体八种必需的氨基酸之一，还有一种类似麻醉镇静作用的天然吗啡类的物质，不仅具有抑制神经兴奋的作用，还能使人产生疲倦的感觉。因此，睡前喝一杯牛奶，有助于镇静安神、促进睡眠。

牛肉营养保健养生美食

美味蚝油牛肉

原料：牛里脊肉 400 克，香葱 15 克，生姜 10 克。

调料：豆油 75 克，鸡蛋清 35 克，淀粉 10 克，蚝油 30 克，白糖 5 克，酱油 10 克，精盐、味精、香油各少许。

制法：(1) 将牛里脊肉洗净，剔除筋膜，逆纹路切成细丝，用鸡蛋清、淀粉、胡椒粉、精盐、味精拌匀上浆；香葱洗净，切成小段；生姜去皮、洗净，切成细丝；把蚝油、白糖、酱油、淀粉、胡椒粉放入小碗拌匀成调味汁；备用。

(2) 把炒锅烧热后，放入豆油，待油温五成热时，放入牛肉丝煸炒至上色断生，盛出沥油，备用。

(3) 原锅留少许底油烧热后，放入香葱段、生姜丝爆出香味，放入煸炒过的牛肉丝翻炒几下，烹入调味汁炒至汁收干，淋入香油，即可装盘食用。

特点：蚝味鲜浓，肉嫩味美。

功效：补气益血，滋养脾胃，强健筋骨。

适应证：食欲不振、脾胃虚弱、营养不良、气血不足、病后体虚、贫血、腰膝酸软、筋骨酸软等。

洋葱炒牛肉丝

原料：牛外脊肉 350 克，洋葱 100 克。

调料：豆油 70 克，干红辣椒 1 个，啤酒 15 克，淀粉 3 克，精盐、味精、香油各适量。

制法：(1) 将牛外脊肉洗净，逆纹路切成 5～6 厘米长的细丝，用少许啤酒、精盐、味精、淀粉腌制片刻；洋葱去皮、洗净，切成细丝；干红辣椒去蒂、洗净，切成小段；备用。

(2) 把炒锅烧热后，放入豆油，待油温五成热时，放入牛肉丝划散至上色断生，盛出备用。

(3) 原锅留少许底油烧热后，放入洋葱丝、红辣椒段爆出香味，放入炒的牛肉丝翻炒几下，烹入啤酒炒透，加入精盐、味精调好口味，淋上香油，即可起锅食用。

特点：清香肉嫩，鲜辣味美。

功效：健脾开胃，补气益血，强健筋骨。

适应证：脾胃虚弱、食欲不振、营养不良、糖尿病、气血不足、贫血久病、筋骨酸软、腰膝酸软等。

香烤牛肉

原料：牛腿肉 750 克，洋葱 75 克，芹菜 25 克，胡萝卜 100 克，黑面包 250 克，面粉 50 克。

调料：猪油 150 克，精盐适量，香叶 1 片，胡椒 5 粒，小茴香粉 25 克，胡椒粉少许。

制法：(1) 将牛肉洗净，切成 10 片，用刀拍薄，抹上少许精盐，胡椒粉腌制片刻；把洋葱、芹菜、胡萝卜洗净，切丝；黑面包切丁用猪油炸至焦黄；备用。

(2) 把锅烧热后放入 50 克猪油，待熔化后放入洋葱、芹菜、胡萝卜、胡椒、香叶炒至 7 成熟，倒入适量清汤拌匀，加入精盐调好口味成调味汁，煮沸后将 1/2 的调味汁及菜物盛入烤盘内；备用。

(3) 把锅烧热后放入 100 克猪油，待熔化后放入沾过面粉的牛肉片煎至两面上色，码入烤盘内，一层牛肉片，一层炸焦的黑面包丁，再浇上剩余的 1/2 调味汁及菜物，放进烤箱烤至香熟。食用时取出牛肉片抹去焦面包，撒上小茴香粉，淋上原汁，即可食用。

特点：香浓味美，异国风味。

功效：滋养脾胃，补气益血，强健筋骨。

适应证：营养不良、脾胃虚弱、气血不足、面黄目眩、气短体虚、腰膝酸软、筋骨酸软、糖尿病、虚劳羸瘦等。

牛肉火腿卷

原料：牛外脊肉 1 000 克,洋葱 150 克,火腿 150 克,酸黄瓜 150 克。

调料：食油 100 克,精盐 5 克,香叶 1 片,芥末酱 5 克,油炒面粉 50 克,胡椒粉少许。

制法：(1) 将牛外脊肉洗净,切成 10 片,用肉拍子拍成长方形薄片,抹上少许盐、胡椒粉、芥末酱腌片刻;把洋葱、火腿、酸黄瓜洗净切丝;备用。

（2）将牛肉片包上洋葱、火腿、酸黄瓜卷成筒形,用牙签插紧,备用。

（3）把锅烧热后倒入食油,待油温五成时,放入牛肉卷煎至上色后,放入焖锅内加入香叶,倒入适量牛肉汤,用文火焖熟时,取出牛肉卷拔掉牙签,备用。

（4）在原汁中放入油炒面粉调匀过箩,加入精盐调好口味,再放入牛肉卷用小火煨煮沸片刻,即可。食用时每份两只牛肉卷,浇上原汁,配上大米饭,即可上桌。

特点：郁香味浓,异国风味。

功效：开胃健脾,补气益血,强健筋骨。

适应证：食欲不振、脾胃虚弱、营养不良、病后体虚、贫血、气血不足、糖尿病、筋骨酸软、腰膝酸软等。

滋阴养生狮子头

原料：牛肉、猪肉各 60 克,熟地黄 6 克,小洋葱 1 只,吐司 2～3 片,面粉 15 克,鸡蛋 1 个,芹菜少许。

调料：豆油 150 克,酱油 5 克,番茄酱 1 小碟,精盐、味精各适量,胡椒粉少许。

制法：(1) 将牛肉、猪肉洗净,剁成细末成肉末;熟地黄切得越细越好;小洋葱洗净,切成细末;吐司放入水里浸泡软,取出挤干,放在钵子里捣碎;芹菜洗净,切成细末;备用。

（2）把肉末、熟地黄末、洋葱末、吐司末、芹菜末、面粉一起放入盆内,打入鸡蛋,用少许水调成糊状,加入精盐、味精、酱油、胡椒粉用劲搅和,直拌至起黏时,搓成小肉丸子,备用。

（3）把锅烧热后,倒入豆油,烧至油温五成时,放入小肉丸子,用文火煎至熟香成狮子头,蘸番茄酱吃,即可。

特点：清香味美,营养丰富。

服用：每日 1 剂,分 2 次当菜食用。

功效：滋阴补肾，养血益气，强精填髓，恢复精力。

适应证：体质虚弱、精力衰退、性欲下降、腰膝酸软等。

牛尾养血补肾汤

原料：牛尾 1 条，当归 15 克，生姜 15 克。

调料：料酒 15 克，精盐、味精各少许。

制法：（1）将牛尾去毛洗净，切成小段，用料酒、精盐腌制片刻；当归切成薄片；生姜洗净，切成小块；备用。

（2）把牛尾段、当归片、生姜块一起放入锅内，倒入适量清水，先用大火煮沸后，再改用文火炖煮 2 小时至熟酥，加入精盐、味精调好口味，即可食用。

服用：每周 1 剂，分数次服用，喝汤吃肉。

特点：汤浓肉酥，滋补佳品。

功效：养血补肾，壮阳强骨。

适应证：血虚体弱、肾亏阳痿、筋骨酸软、腰腿酸软无力等。

牛肉康复食疗妙方

方一

适应证：脾胃虚弱、食欲不振、营养不良、气血两亏、体虚水肿、大便溏泄、下肢湿疹等。

妙方：新鲜牛肉 100 克，大米 50 克，调料少许。

用法：将牛肉洗净，剁成肉末，与大米（洗净）一起放入锅内，倒入适量清水，先用大火煮开后，改用小火再煮至肉熟粥稠，加入姜末、精盐、味精调味，即可服用。

服用：每日 1 剂，分 2 次温服，当点心食用，连服 5～7 天。

功效：补中益气，健脾开胃，祛寒消肿，强筋健骨。

方二

适应证：肝血虚引起头晕眼花、视力减退等。

妙方：牛肝 100 克，枸杞 30 克。

用法：将牛肝洗净，切成小块，与枸杞一起放入锅内，倒入适量清水，用文火煮
　　　至肝熟汤浓，即可服用。

服用：每日 1 剂，分 2 次温服，饮汤吃肝、枸杞，连服 5～7 天。

功效：补肝明目，养血益气。

方三

适应证：肾阳虚亏所致的男性性功能低下、体倦乏力、腰膝酸软、早泄、阳痿、
　　　　遗精等。

妙方：牛鞭 1 具，冰糖适量，料酒 30 克。

用法：将牛鞭用清水浸泡半小时，从尿道切开，取出尿道内膜弃之，牛鞭洗净，
　　　放入锅内，倒入适量清水，用大火煮至七八成熟，取出，待冷却后切成薄
　　　片。用热锅将牛鞭片、冰糖、料酒翻炒片刻，倒入适量清水，先用大火煮
　　　沸后，改用小火再炖至熟酥，倒入碗内，待冷却后结成胶冻状，切成小
　　　块，即可食用。

服用：每周 1 剂，分数天食之。

功效：补肾强骨，壮阳固精。

方四

适应证：风湿性关节炎、老年筋骨挛痛拘急、关节不利等。

妙方：牛筋 200 克，母鸡 1 只，料酒 60 克，豉汁 30 克，生姜 15 克，香葱 15 克，
　　　精盐、味精各适量。

用法：将母鸡宰杀，去毛、肠杂、脚爪，洗净，牛筋用水浸泡 1 宿后洗净，生姜去
　　　皮、洗净，拍松；香葱洗净，打结。把母鸡、牛筋、生姜、香葱放入锅内，加
　　　入适量清水，用文火炖至牛筋熟烂，除去姜葱，加入味精，调好口味，即
　　　可服食。

服用：每周 1 剂，分数次服食，喝汤食肉，连服 3 周为 1 疗程。

功效：补肾壮骨，强身舒筋。

方五

适应证：反酸嗳气、噎嗝反胃、呕吐。

妙方：新鲜牛奶 150 毫升，生姜汁 5 毫升，白糖少许。

用法：将牛奶、生姜汁、白糖倒入碗内，放入蒸锅内，用大火隔水蒸煮 10 分钟，

即可服用。

服用：每日 2 剂，每剂 1 次饮服。

功效：温中和胃，降逆止吐。

方六

适应证：习惯性便秘、大便燥结等。

妙方：牛奶 250 毫升，蜂蜜 100 克。

用法：先将牛奶倒入锅内，用大火煮沸后，待温热时加入蜂蜜调匀，即可服用。

服用：每日 1 剂，早上空腹 1 次服完。

功效：清热润肠，通便排毒。

羊肉 ——补肾壮阳、温补气血

话 说 羊 肉

羊肉又称羝肉、羖肉、羯肉,羊为羊亚科哺乳纲山羊属,有山羊、绵羊之分,是人类的家畜之一。早在母系氏族时期,生活在我国北方草原地区的原始居民,就已开始选择水草丰茂的沿河沿湖地带牧羊狩猎。在夏商时代就有饲养羊的文字记载。一千多年前,我国劳动人民开始养羊,后逐步形成规模,至今在我国广大农牧区广泛饲养。

山羊勇敢活泼,敏捷机智,喜欢登高,善于游走,属活泼型小反刍动物,爱角斗。山羊具有适应性强、繁殖率高、易被管理等特点。山羊觅食力强,食性杂,能食百样草,对各种牧草、灌木枝叶、作物秸秆、菜叶、果皮、藤蔓、农副产品等均可采食。山羊具有较强的合群性,总喜欢在一起活动,其中年龄大、后代多、身强体壮的羊担任"领头羊"的角色,合群性给山羊的大群放牧带来了便利。山羊性成熟早,繁殖力强,具有多胎多产的特点。大多数品种的山羊每胎可产羔2～3只,比绵羊产羔率高得多。山羊的多胎性使其繁殖效率远大于绵羊,自繁自养,为发展肉羊规模养殖创造了条件。山羊其经济用途分为:肉用型、乳用型、绒用型三类。几千年来,劳动人民经过辛勤劳动和精心选择,培育出了黑山羊等近40个品质优良而又各具特色的山羊品种。

绵羊约最早在11 000年前于西南亚地区被驯化,是我国常见的饲养动物之一。绵羊头短,身体丰满,体毛绵密,仿效性、合群性强,有跟随领头羊(通常是老母绵羊)集合成群的习性;一般绵羊喜干燥而怕湿热,放牧时好向高处采食,夜间亦喜睡于牧地高处。绵羊性情既胆怯,又温顺,易驯化,自卫能力弱,易受兽害。绵羊毛有良好的保温和隔热作用,能耐寒、耐热;绵羊多在秋季、冬季发情。雌羊的怀孕期为145～152天,每胎产1～5仔。寿命为10～15年。

【文化历史】

我国最早发展的是畜牧业,羊是首先被驯化的家畜之一,从而解决了祖先们饥饿的问题。羊伴随中华民族步入文明,与中华民族的传统文化的发展有着一定的历史渊源,并影响着我国文字、饮食、道德等文化的产生和发展。

我国的文字是象形体,见字生义。如"养"、"善"、"膳"、"美",都从"羊"演变字。羊为"六畜之一",成为养生食物,并为六畜之主,"羊"就成了"养"生之"食","善"(古与膳相通)是口中有羊,"用膳"就是吃羊肉填饱肚子。

我们的祖先认为,羊的意蕴:善良随和,吉祥如意;羊秉性温和,合群要和,为"天地之和"。"和"即不偏不倚、不过无不及,古人称为大德。由此,汉代文字学家许慎解释"羊"字说:"美,甘也。从羊从大。""羊"、"祥"通假。西汉大儒家董仲舒曾云:"羊,祥也,故吉礼用之。"汉字就像一副标本,传承着中国的古代文化,羊文化是具有中华民族特色的传统文化。

【民间风俗】

我国北方与西北地区的新疆维吾尔自治区有许多关于羊的风俗。古代河北南部地区,汉族民间有"送羊"的岁时风俗。当时民间有"六月六日阴,牛羊贵如金"之说,每年农历六月或七月间,外祖父、舅舅要送羊给小外甥,祝愿小外甥健康、愉快成长。原先是送活羊,后来改为送面粉加工而成的面羊。

我国新疆维吾尔自治区哈萨克族流行"羊头敬客"的交际风俗。每当远方的朋友前来家中拜访,要宰羊款待,以示热烈欢迎和尊重。锡伯族民间流行的"抢羊骨头"婚俗。婚礼之后,迎亲爹娘在新郎新娘的炕边放上一根羊大腿骨,双方姐妹兄弟会聚于新房,将一杯酒和一杯清水放入盘里,让两位新人任选一杯,喝到酒的为大吉,还要连饮三杯。之后,双方兄弟姐妹就开始进入抢羊骨头的仪式。如果男方家人抢到羊骨头,则认为新郎勤劳能干,能养妻育子,家庭和睦兴旺;倘若女方家人抢到羊骨头,则认为新娘会勤俭持家,家庭生活将过得幸福美满。

现在,我国新疆维吾尔自治区还流行着千百年来骑马"叼羊"的风俗。每当在重大喜庆的节假日,由一个青年骑手持羊从马队中冲出来,后面有许多骑手紧紧地奋力追赶,其中也有人配合争夺羊。还有一种是,人们在几百米外的地方放上一只肥壮的活羊,选手们骑在马上分成几队从四面八方冲上来飞快地抢夺,其中也有一些人保护羊不让被夺去,争夺的场面十分紧张激烈,最终以"叼"到羊者为胜利者。凡取得"叼羊"的胜利者,当场就把羊宰杀烧熟,分给大家一起享受胜利的果实。

【神话传说】

我国广东省广州市,历来有"羊城"、"穗城"、"仙城"之称,这与一个流传甚广的"五羊衔谷,萃于楚庭"的神话相关。据《广州通志》记载:"广州府五仙观。初有五仙人,皆持谷穗,一茎六出,乘五羊而至。仙人衣服,与羊同色,五羊俱五色,如五方。既遗穗与广人,仙忽飞升而去。羊留,化为石,广人因即其地祠之。"即传说,约公元前 887 年,周朝周夷王时期,广州连年灾荒,田野荒芜,农业歉收,民间发生了大饥荒。突然一天,南海上空传来一阵悠扬的音乐,呈现五朵彩云,上有五位身穿五色彩衣的仙人,分别骑着不同毛色口衔稻穗的仙羊,从天上而降临广州。五位仙人就把优良的稻穗赠予广州人民,并由衷地祝愿"此地永无饥荒,年年丰收",祝罢五仙人腾空飞逝,五只仙羊化成石羊留在广州山坡上。从此之后,该地承仙人之愿,稻穗飘香,年年丰收,广州便成为岭南最富庶的地方之一。如今,广州市越秀山公园中还矗立着一座 11 米高的"五羊雕塑",这也成为广州城市的著名标志。

【诗文欣赏】

北朝的《敕勒歌》中写道"敕勒川,阴山下。天似穹庐,笼盖四野。天苍苍,野茫茫,风吹草低见牛羊"。描绘了当时敕勒人民在茫茫无际的草原上放牧牛羊的真实场景。

南宋著名爱国忠臣文天祥在《咏羊诗》中写道:"长髯主簿有佳名,羵首柔毛似雪明。牵引驾车如卫玠,叱教起石羡初平。出都不失成君义,跪乳能知报母情。千载匈奴多牧养,坚持苦节汉苏卿。"诗中歌颂了中华民族"乳羊跪母,乌鸦反哺"的美德和汉代苏武"持节十九年,忠贞不屈"的爱国精神。

南宋著名爱国陆游在一首《牧羊歌》中曰:"牧羊忌太早,太早羊辄伤。一羊病尚可,举群无全羊。日高露晞原草绿,羊散如云满川谷。小童但揞竹一枝,岂必习诗知考牧。"吟咏了牧童一天放羊的生动景象。

【烹饪简介】

羊为"六畜之一",我国食用羊肉的历史悠久,古代人认为,饮酒吃羊肉为最好的享受,北宋政治家王安石最喜欢食用羊肉。从明清两代开始羊肉烹饪方法越来越讲究,从烤、炸、煎、爆、炒、烩、烧、蒸,到炖汤、做馅、做冷盆等,食法五花八门。著名的菜肴有:葱爆羊肉、滑熘羊里脊、红烧羊肉、新疆维吾尔自治区的烤羊肉串、西安的羊肉泡馍、内蒙古自治区的"烤全羊"、北京的白羊头肉、宁夏的白水羊肉等,其中也有不少是宴会上的美味佳肴,深受人们的喜爱。羊肉性温热,经常食用容易上火。因此,食用羊肉时最好搭配一些凉性蔬菜瓜果,能起到清热、解毒、去火的作用。

一到冬天,无论是我国北方城市还是南方城市最受欢迎的御寒菜肴要算是涮羊肉了。味道特鲜的是用活鲫鱼汤来涮羊肉,据说是根据"鱼羊为鲜"的原理烹制而来,南方人以鱼为美味,北方人以羊为美味,合在一起就成了复合鲜味了。"涮羊肉"起源于元代。据说,700多年前,元世祖忽必烈统率大军南下远征。征途中,忽必烈想要吃家乡的清炖羊肉。正当伙夫烧火杀羊时,敌军大队人马杀了过来。要吃炖羊肉已来不及了,伙夫只好将羊肉切成薄片,在沸水中搅拌几下,捞起放入碗中,加些调料送给忽必烈吃。他连吃几碗,挥手掷碗,翻身上马去杀敌。待旗开得胜后,在庆功宴上,忽必烈想起了那种羊肉片,令摆上宴席,用料和调料更为考究,味道也更好,遂赐名为"涮羊肉"。当时这涮羊肉只能在宫廷中享用。据说在清光绪年间,北京"东来顺"羊肉馆的掌柜听说宫廷中的涮羊肉味道鲜美,于是买通了太监,才从宫廷内偷出了涮羊肉的调料配方,得以摆到寻常百姓家的餐桌上。但是,吃涮羊肉时要选用清洁和符合卫生的羊肉片,冬天吃涮羊肉时,也不能为了贪图肉嫩而不涮透,羊肉中往往夹带着许多病菌和寄生虫,在涮食时,要涮熟了再吃,才能避免食物中毒。

烤羊肉是一种很受广大群众欢迎的吃法。现在,无论是我国北方城市还是南方城市的街头,烤羊肉串摊比比皆是。店堂内的烤羊肉餐馆也门庭若市。吃烤羊肉自有一番别具的风味,清末文人雪印轩主在《燕都小食品杂咏·烤羊肉》中描述道:"浓烟熏得涕潸潸,柴火光中照醉颜。盘满生香凭一炙,如斯嗜尚近夷蛮。"烤羊肉串不宜多吃,由于烟尘中致癌物质苯并芘含量高。

一般羊肉以现买现烹为宜,如暂时吃不了的,可用少许食盐腌制2天,可冷藏保存10天。羊肉较猪肉的肉质要细嫩,较猪肉和牛肉的脂肪、胆固醇含量少。羊肉中有许多筋膜,切肉丝之前应先将其剔除,否则炒熟后肉膜变硬,吃起来难以下咽。羊肉肉质与牛肉相似,但膻肉味较浓。因此,烹炒羊肉时要多放些生姜、香葱、咖喱、孜然等佐料可除其膻味,如咖喱羊肉吃起来不仅没有膻味,而且味道可口。羊肉炖煮时要放入一些白萝卜(戳上几个洞)、数个山楂或绿豆,也可去除膻味。如果烧煮羊肉时,放入砂仁、紫苏、丁香、豆蔻等中药材(碾碎用纱布包好)同煮,不但可以除去膻味,还可使羊肉具有独特的风味。

选购小窍门

羊肉选购:一要看颜色,山羊肉肉色较绵羊肉淡,皮下有脂肪,腹部脂肪较多,其肉有膻味;绵羊肉呈暗红色,肉纤维细而软肌肉间夹有白脂肪,脂肪较硬且脆。二要看肌肉纤维,山羊肉纤维粗而长;绵羊肉纤维细而短。三要肋骨,山羊肉肋骨宽而长;绵羊肉肋骨窄而短。四要看肉皮,未去净的羊毛形状,山羊肉毛硬直;绵羊肉毛卷曲。五要摸肌肉,山羊肉发散,不黏手;绵羊肉黏手。

【营养价值】

羊肉(瘦)每100克含有蛋白质20.50克、脂肪3.90克、维生素A 11.00微克、硫胺素0.15微克、核黄素0.16毫克、烟酸5.20毫克、维生素E 0.31毫克、磷196.00毫克、钙9.00毫克、钾403.00毫克、铁3.90毫克、镁17.00毫克、锌6.06毫克、铜0.12毫克、锰0.03毫克、碘7.70毫克、硒7.18微克、胆固醇60.00毫克等。此外,羊肉还含有赖氨酸、谷氨酸、亮氨酸、天冬氨酸、左旋肉碱等营养物质。

羊肉是一种高蛋白、低脂肪、低胆固醇的食物,然而羊肉的热量高过于牛肉,铁的含量又是猪肉的6倍,有显著的造血功效,是冬令进补佳品,因其能促进血液循环,故有增温御寒的作用。冬季经常适量食用羊肉,不仅可以增加人体产热,抵御寒冷,而且还能增加消化酶,保护与修复胃黏膜,对防治脾胃虚寒、腹中冷痛、虚寒腹痛等症有良好的作用。羊肉还有补肾壮阳、温补气血的功用,最适宜于冬季男士食用,凡肾阳不足、肾虚劳损、肾亏阳痿、体虚怕冷、形瘦怕冷、腰酸尿频及一切虚寒病症均可以养生保健。

【文献记载】

我国历代医学家把羊肉视为治病的良药,并根据临床实践对其药用价值进行了研究与论述,现选录如下。

唐代医学家孟诜在其编撰的《食疗本草》中曰，羊肉"主暖中止痛，利产妇。头肉：主风眩瘦疾，小儿惊痫，丈夫五劳七伤"。又说（羊奶）："补肺、肾气，和小肠，亦主消渴，治虚劳，益精气。"

唐代本草学家日华子在《日华子本草》中说，羊肉"开胃肥健。头肉：治骨蒸，脑热，头眩，明目"。

南北朝医学家陶弘景在所编撰的《名医别录》中说，羊肉"主缓中，字乳余疾，及头脑大风汗出，虚劳寒冷，补中益气，安心止惊"。又说："（羊奶）补虚冷虚乏。"

元代医学家吴瑞的所编撰的《日用本草》中说，羊肉"治腰膝羸弱，壮筋骨，厚肠胃"。

金元时期医学家李杲曰："羊肉，甘热，能补血之虚，有形之物也，能补有形肌肉之气。凡味与羊肉同者，皆可以补之。故曰补可去弱，人参、羊肉之属是也。人参补气，羊肉补形也。"

明代著名药物学家李时珍在所著的《本草纲目》中言，羊肉："暖中补虚，补中益气，开胃健身，益肾气，养胆明目，治虚劳寒冷，五劳七伤……羊肉以铜器煮之：男子损阳，女子暴下物；性之异如此，不可不知。"又说："羊乳甘温无毒、润心肺、益精气、补肺肾气，治消渴、疗虚痨……治大人干呕及反胃，小儿哕啘及舌肿，并时时温服之。"

【适宜应用】

中医学认为，羊肉性温、味甘，入脾、胃、心、肾经，具有温补气血、补肾壮阳、益精血、助元阳、健脾胃、祛寒冷等功效，适用于气血亏虚、虚劳羸瘦、虚寒哮喘、脾胃虚寒、反胃食少、少食或欲呕、腹中冷痛、泻痢、形瘦怕冷、肾阳不足、肾虚腰疼、腰膝酸软、肾虚尿频、阳痿精衰、久疟、寒疝、产后虚羸少气、产后无乳或带下、产后出血、产妇产后大虚或腹痛等症。

据现代医学研究发现，羊肉适应于慢性气管炎、肺结核、胃病、食欲不振、消化不良、营养不良、病后虚寒、贫血、产后身体虚寒、产妇乳汁少等症。

中医学认为，羊奶性微温、味甘，入肝、胃、心、肾经，具有补肾益精、养胃补虚、润肠解毒等功效，适用于虚劳瘦弱、呃逆、干呕反胃、消渴口干、肠燥便结、心卒痛、肾腰虚损等症。

现代医学研究发现，羊奶适应于失眠、胃溃疡、营养不良、糖尿病、慢性肾炎等症。

温馨提醒

中医认为,羊肉有山羊肉、绵羊肉之分,虽然营养成分区别不大,但山羊肉偏凉性,而绵羊肉偏热性。吃完羊肉后也不宜马上喝茶,更不宜边吃羊肉边喝茶,以免引起便秘、消化不良等症。

羊肉属于温性食物,凡牙痛、外感、水肿、发热、内有宿热等患者忌食;羊肉与南瓜、西瓜、荞麦、梅干菜、豆瓣酱相克,不宜同食,以免引起不良反应;忌与中药半夏、菖蒲同服;忌用铜器烹制。

羊肉的食疗功效

经常吃羊肉,喝羊奶,有助于预防呼吸道疾病

据有关报道,羊一般不易患肺病,抗肺病能力特强,而身体庞大的牛却容易肺部感染患病。因此,经常适量吃羊肉,喝羊奶,有助于预防呼吸道疾病,就一般患较轻的感冒咳嗽、气管炎等呼吸道疾病,只需喝几碗羊肉汤就可以减轻症状,也有利于风寒咳嗽、慢性气管炎、虚寒哮喘、肺结核等疾病的康复保健。

羊肉富含"左旋肉毒碱"对预防心脏病等疾病有良好的保健作用

现代药理研究发现,羊肉是众多兽肉中所含的"左旋肉毒碱"最高,每千克为 2.1 克,是牛肉的 3 倍,猪肉的 7 倍,鸡肉的 28 倍。"左旋肉毒碱"也称"维生素 BT",是一种类维生素,能增强对酶和激素的活力,提高人体的免疫功能和肝功能,改善人的体力、耐力和抗疲劳能力,减慢人体的衰老过程,促进脂肪转化成能量,尤其对心脏、肝脏有重要的生理功能,对预防心脏病、高脂血症、肝硬化、肾病、甲状腺功能低下以及某些肌肉和神经疾病均有良好的保健作用。

上海民间有"大暑时节吃羊肉,赛过一年吃补品"之说

我国有俗话说:"冬吃羊肉赛人参,春夏秋食亦强身。"中医学认为,羊肉有山羊肉、绵羊肉之分,虽然营养成分区别不大,但山羊肉偏凉性,而绵羊肉偏热

性。冬季最好多吃绵羊肉,而少吃山羊肉。

上海本地人却有"夏天吃羊肉"的习俗,并有"大暑时节吃羊肉,赛过一年吃补品"之说,这种说法也是有科学根据的。现在许多人在大暑天,为了躲避炎热,多待在空调房内,还要吃冰淇淋、冰镇饮料、生冷蔬菜瓜果等解暑之物,关节、脾胃很容易受凉。中医历来有"春夏养阳,秋冬养阴"的养生论述,所以,有关中医专家也认为,夏天吃羊肉,有助于人体驱寒解毒,提高身体素质,增强高温天的抗病能力。当然,夏天吃的羊肉,应选用两年以内偏凉性的山羊肉,这才有利于人体健康,还有高血压、爱熬夜、体质偏热、发烧感染等人不宜食用。

中医学认为,羊全身皆为食疗佳品

羊肝性寒,具有清虚热、养肝明目、补血之功效,适应于血虚萎黄、肝虚目暗、视物不清、雀目、夜盲翳障等症。羊肾性温,具有补肾气、益精髓之功效,适应于肾虚耳聋、须发早白、肾虚阳痿、肾虚尿频、遗溺、腰脊酸痛、足膝软弱等症。羊髓性温,具有健脑益髓、补精养血之功效,适应于虚劳羸弱、失眠健忘、目翳、须发早白、毛发枯槁、皮肤粗糙等症。

羊奶是一种独特的"天然抗生素"

据现代药理学研究表明,羊奶是一种独特的"天然抗生素",这是因为羊奶中的免疫球蛋白含量很高,能增强人体的抗病能力,有效地杀灭病毒,具有类似抗生素的作用,且还不会给人体带来任何不良反应。羊奶中还富含与母乳相同的上皮细胞生长因子(EGF),对人体鼻腔、咽喉等黏膜具有良好的修复功用。因此,经常适量饮用羊奶,能提高人体抵抗感冒、流感等病毒侵害的能力,对由病毒引起的感冒、流感、肺炎等疾病有良好的预防作用。

羊奶是润肤防皱、延缓衰老的美容佳品

据有关美容专家研究认为,羊奶是润肤防皱、延缓衰老的美容佳品。羊奶中含有200多种营养物质和生物活性因子,其中所富含的上皮细胞生长因子(EGF)被国际美容师范为称为"美容因子",能快速使老化的皮肤细胞修复,增强皮肤的自我修护能力,使肌肤润泽光滑嫩白,具有明显的润肤保湿、祛斑防皱、美白肌肤的功效。我国民间常用羊奶涂于皮肤上保留5～10分钟后,再用清水清洗掉,每日坚持使用,可以使皮肤变得光泽滋润的美容效果。

　　羊奶中所富含的核酸,可促进新陈代谢,减少黑色素生成,使皮肤白净细腻;所富含的超氧化物歧化酶(SOD),是生物体内清除自由基的首要物质,能及时修复受损细胞,减轻自由基对细胞造成的伤害,有助于降低氧化的速度,减慢衰老的脚步,具有抗衰护肤的特殊效果;所富含的环磷腺苷(cAMP),为蛋白激酶致活剂,能调节细胞的多种功能活动,能防止色素在皮肤上沉淀,能抑制皮肤外层上皮细胞分裂,使肌肤健康光滑细腻。

羊肉营养保健养生美食

炸羊扒

原料:新鲜嫩羊肉 350 克,洋葱 75 克,鸡蛋 1 只,面包粉 50 克。

调料:豆油 300 克(实耗 80 克),精盐、酱油、味精、干淀粉各适量,胡椒粉少许。

制法:(1) 将羊肉、洋葱洗净,切成小块,用粉碎机打成肉末,加入精盐、鸡蛋清、酱油、味精、胡椒粉拌腌至入味,制成 1.2 厘米大的圆饼,撒上干淀粉,拍上面包粉,备用。

　　　(2) 把锅烧热后,倒入豆油,待油温五成热时,放入羊扒,用文火炸至两面金黄熟脆,即可起锅,趁热食用。

特点:外脆里嫩,味道鲜美。

功效:健脾胃,补虚弱,益肾精,壮筋骨。

适应证:脾胃虚寒、食欲不振、营养不良、胃病、虚寒哮喘、肾阳不足、肾虚腰疼、病后虚寒、气血亏虚、虚劳羸瘦等。

烤五香羊肉串

原料:新鲜嫩羊肉 350 克,香葱 25 克,生姜 15 克,大蒜 15 克。

调料:料酒 15 克,酱油 30 克,五香粉 3 克,红油 20 克,精盐、味精、淀粉各适量。

制法:(1) 将羊肉剔除筋膜、洗净,切成小块;香葱洗净,切成细末;生姜洗净,切成细末;大蒜去皮、洗净,切成细末;备用。

　　　(2) 把羊肉块、香葱末、生姜末、大蒜末、五香粉、料酒、酱油、红油、精盐、

味精、淀粉一起放入碗内,拌匀腌至入味,用不锈钢扦子,把羊肉块
串成串,备用。

(3) 将烤箱调至 210℃ 高火,预热后放入羊肉串,烤至香熟,即可装盆,
趁热食用。

特点:香辣,鲜嫩,味美。

功效:健脾胃,益精血,助元阳,祛寒冷。

适应证:食欲不振、营养不良、病后虚寒、贫血、脾胃虚寒、形瘦怕冷、肾阳不
足、肾虚腰疼、腰膝酸软等。

鱼香羊肉丝

原料:新鲜嫩羊肉 300 克,泡红辣椒 2 个,生姜 15 克,大蒜 15 克。

调料:豆油 50 克,豆瓣辣酱 10 克,料酒 15 克,精盐、白糖、酱油、味精、湿淀粉
各适量,嫩肉粉、红油、花椒油各少许。

制法:(1) 将羊肉剔除筋膜、洗净,切成细丝,加入少许精盐、嫩肉粉、淀粉拌
匀,腌制片刻;泡红辣椒去蒂籽、洗净,切成细丝;生姜洗净,切成细
末;大蒜去皮、洗净,切成细末;备用。

(2) 把锅烧热后,倒入豆油,待油温五成热时,放入生姜末炝锅,放入羊
肉丝翻炒,烹上料酒至熟软,备用。

(3) 把锅烧热后,倒入豆油,烧至油温六成时,放入辣椒丝、大蒜末、豆瓣
辣酱炒出香味,放入羊肉丝翻炒片刻,加入精盐、白糖、酱油、味精调
好口味,用湿淀粉勾芡,淋上花椒油,即可上菜。

特点:肉嫩鲜辣,鱼香风味。

功效:补肾壮阳,养精壮阳,温补气血。

适应证:脾胃虚寒、食欲不振、腹中冷痛、病后虚寒、产后身体虚寒、肾阳不足、
肾虚腰疼、阳痿精衰、腰膝酸软等。

红烩羊肉

原料:新鲜嫩羊腿肉 1 000 克,番茄 200 克,土豆 250 克,洋葱 100 克,生姜 15
克,大蒜 15 克。

调料:豆油 50 克,番茄酱 150 克,白糖 50 克,辣酱油 50 克,精盐、料酒、味精各
适量。

制法:(1) 将羊肉筋膜剔除、洗净,切成滚刀块,抹上少许精盐、料酒;番茄洗

净,切成滚刀块;土豆去皮、洗净,切成滚刀块;洋葱洗净,切成细末;
生姜去皮、洗净,拍松;大蒜去皮、洗净,切成细末;备用。

(2) 将锅烧热后,倒入豆油,待油温六成热时,放入洋葱末、大蒜末炒至
出香味,放入羊肉块煎至上色,加入土豆块、生姜、少许清水炒匀后
加盖,用文火烩至八成熟,加入番茄块、番茄酱、白糖、辣酱油、精盐、
味精,调好口味,用小火烩至熟酥,即可上菜。

特点:汁红味浓,酸辣鲜酥。

功效:补肾壮阳,健脾益精,温补祛寒。

适应证:食欲不振、营养不良、脾胃虚寒、病后虚寒、气血亏虚、虚劳羸瘦、形瘦
怕冷、肾虚阳痿、腰膝酸软等。

韭菜炒羊肝

原料:韭菜 150 克,羊肝 150 克,生姜片 10 克。

调料:豆油 20 克,料酒 15 克,精盐、味精各少许。

制法:(1) 将韭菜洗净,切成小段;羊肝洗净,切成薄片;备用。

(2) 把锅烧热后,倒入豆油,待油温七成热时,放入生姜片煸炒一下,再
放入羊肝片炒至变色,烹上料酒,放入韭菜、精盐、味精翻炒几下,即
可食用。

特点:鲜嫩味美,营养丰富。

功效:补肝明目,温肾固精。

适应证:男子肝肾两亏之目翳、夜盲、病后视蒙、阳痿遗精,女子月经不调、经
漏带下、体质虚弱,自汗盗汗等。

羊肉滋补奶羹

原料:新鲜嫩羊肉 100 克,羊奶 200 毫升,鲜山药 100 克,枸杞 16 克。

调料:香葱 10 克,生姜 15 克,精盐、味精各适量,香油少许。

制法:(1) 将羊肉剔除筋膜、洗净,切成细丝;山药去皮、洗净,用清水煮烂,压
成细泥;枸杞洗一下;香葱洗净,切成细末;生姜去皮、洗净,切成细
丝;备用。

(2) 锅内倒入适量清水,用大火煮沸后,放入山药泥,改用文火熬成羹,
倒入羊奶、生姜丝煮沸,放入羊肉丝、枸杞煮沸一下,加入精盐、味精
调好口味,撒上香葱末,淋上香油,即可食用。

特点：肉嫩鲜美，奶香羹稠。

服用：每日1剂，分2次温服，连服5～7天为1个疗程。

功效：滋补气血，温中健脾，补肾益精。

适应证：脾胃虚寒、营养不良、气血亏虚、肾虚腰疼、腰膝酸软、阳痿精衰、病后（产后）肢冷、产后虚赢少气、产后大虚或腹痛等。

羊肉康复食疗妙方

方一

适应证：血虚头痛。

妙方：羊脑1个，枸杞30克。

用法：将羊脑、枸杞洗净放入碗内，用大火隔水炖熟烂，即可服食。

服用：每日1剂，1次服完，连服5～7天。

功效：补血健脑，益肾止痛。

方二

适应证：缺铁性贫血、再生障碍性贫血。

妙方：羊乳250克，大米50克，红糖适量。

用法：将大米淘洗干净，用文火煮至粥状，加入羊乳煮成稠润，放入红糖调味，即可服食。

服用：每日1剂，分2次温服，连服1个月为1个疗程。

功效：养血益精，补虚健身。

方三

适应证：产后体虚瘦弱、血虚、崩漏等。

妙方：羊肉300克，当归、生地黄各15克，干姜10克，酱油、料酒、白糖、精盐、味精各适量。

用法：把羊肉剔除筋膜、洗净，切成小块，与当归、生地黄、干姜、酱油、料酒、白糖一起放入锅内，倒入适量清水。先用大火煮沸后，再用小火炖至熟酥，加入精盐、味精调好口味，即可服用。

服用：每日1剂，分2次食服，连服7～10天。

功效：温中暖下，养血益气。本方选自《千金方》，为古人养生康复食谱。

方四

适应证：肾虚腰酸背痛、骨质疏松、骨质增生、关节骨痛等。

妙方：新鲜羊胫骨 500 克，大米 100 克，生姜 15 克，香葱 15 克，精盐、味精各适量。

用法：将羊胫骨洗净，敲碎；大米淘洗干净；生姜去皮、洗净，切成薄片；香葱洗净，切成细末。把羊胫骨、大米、生姜片放入锅内。倒入适量清水，用文火熬成稀粥，加入味精，调好口味，撒上香葱末，即可服食。

服用：每日 1 剂，分 2 次服用，连服 15 天为 1 个疗程。

功效：补肾壮骨，强腰填髓。

备注：凡阴虚内热者忌食。

方五

适应证：精血虚亏、阳气不足、体弱多病、体质虚弱、阳痿、性欲下降、失眠多梦等。

妙方：羊肉 250 克，菟丝子 5 克，生姜 15 克，香葱 15 克，上汤 5 碗，料酒 15 克，精盐、味精各适量。

用法：将羊肉剔除筋膜、洗净后，切成细丝；菟丝子用水一杯以小火前半小时，待水只剩一半时，用纱布滤去渣留汁；生姜去皮、洗净，切成细丝；香葱洗净，切成细末。上汤、菟丝子汁倒入锅内，加入生姜丝，先用大火煮沸后，再放入羊肉丝煮沸后，加入料酒、精盐、味精调好口味，撒上香葱，即可食用。

服用：每日 1 剂，分 2 次，当菜汤服用。

功效：补益强精，壮阳增欲。

备注：适宜中年夫妇经常适量进补，不过青年未婚者少吃为宜。

方六

适应证：肾虚劳损、阳痿、腰膝酸软、耳聋、夜尿频多等。

妙方：羊肾 1 对，肉苁蓉 30 克，精盐、味精、胡椒粉各少许。

用法：将羊肾剖开，挖去白色筋膜和臊腺，清洗干净；肉苁蓉洗净，切片。将羊肾与肉苁蓉一并放在砂锅内，加入清水，先用武火煮沸，再用文火炖煮

20～30分钟,以羊肾熟烂为度,捞去肉苁蓉片,加入精盐、味精、胡椒粉,即可食用。

服用:隔日1剂,分数服食,吃肉饮汤。

功效:补肾助阳,益精养髓。

驴肉 ——补血益气、滋肾养肝

话　说　驴　肉

　　驴又称毛驴子,为奇蹄目马科驴亚属,体型比马和斑马都小,但与马有很多共同特征:第三趾发达,有蹄,其余各趾都已退化。驴的形象似马,它的头大,且耳朵长,胸部稍窄,四肢瘦弱,躯干较短,多为灰褐色,不威武雄壮。颈项皮薄肉厚,蹄小坚实,体质健壮,抵抗能力很强。但较长于四肢,因而体高和身长不相等,呈小长方形。驴按体型大小可分小、中、大三型,小型驴以华北、甘肃、新疆、云南等地居多,这些地区的驴高一般在85～110厘米之间;中型驴有泌阳驴,这种驴高一般在110～130厘米之间;大型驴有关中驴、德州驴,一般驴高130厘米以上。我国驴的品种约在30种以上,其中新疆驴、河西驴、德州驴、关中驴、佳米驴、广灵驴、泌阳驴为优良驴种。

【历史概述】

　　非洲仅有非洲野驴1种,人们认为它是家驴的祖先,其毛色与家驴相像,呈青灰并沾棕色,鸣声与家驴一样,耳壳较长。亚洲野驴有2种,即藏野驴、中亚野驴,其中亚洲的藏野驴尚有一定数量,在我国被列为重点保护动物。野驴与家马杂交,可得到生命力强、鸣声似驴,但无生殖力的子代。马和驴同属马属,但不同种,它们有共同的起源,互相交配均可产生种间杂种——马骡或驴骡。

　　我国疆域辽阔,养驴的历史悠久,驴被驯化很可能发生在5 000年前,早于马、骡。据有关研究认为,早在约公元前4000年的殷商铜器时代,新疆一带已开始驯养驴,并繁殖其杂种。自秦代开始逐渐由中国西北部及印度进入内地,当作稀贵家畜。约在公元前200年汉代前后,就有大批驴由西北进入陕西、甘肃及中原内地,渐作役畜使用。驴身体结实,既耐干旱,又耐严寒,不易生病,并有性情温驯、刻苦耐劳、听从使役等优点。驴可乘骑和耕作使用。在农村可乘骑驴赶集,适于山区驮运及家庭役用,驴可日行 30～50 公里,拉载重量达 250～350 千克,每天耕作可达 6～7 小时,可耕地 2.5～3 亩,驴是人们在山区、半山区、丘陵地区短途运输、驮货、拉车、耕田、磨米面的好帮手。

【典故传说】

我国食用驴肉发祥地于河北省保定地区。传说,古代保定地区漕河一带,漕帮运粮,盐帮运盐,漕帮和盐帮这两股势力,为了各自的经济利益矛盾日益尖锐,经常兵戎相见,最终漕帮和盐帮进行一场大规模的斗争。漕帮势大人多,个个骁勇善战,盐帮远途而来,力不从心,寡不敌众,弃货大败而逃。漕帮俘获盐帮大批驮货的毛驴,一时无法喂养这成百上千头毛驴,只得宰杀食用。驴肉肉质细嫩,远非牛羊肉可比,是下酒的美食,从此保定漕河一带民间养成喜爱吃驴肉的习俗。

数百年来,烹饪驴肉的厨师不断总结经验,从相驴估重、宰杀分割、直至配料煮肉,形成了独特的烹制加工驴肉的秘技。煮出的驴肉大块成形,香味浓郁,色泽红润,酥软适口,颇具特色。保定地区的驴肉知名度不断扩大,其中"驴肉火烧"是驴肉美食中知名度最高,最美味,最具营养价值的美食。据说,清朝康熙皇帝下江南途经保定漕河地区,曾将"驴肉火烧"带至行宫品尝,还经常派人购买保定的"驴肉火烧"到皇宫享用,此后保定的"驴肉火烧"享誉京城。

2011 年,河北省保定地区"驴肉火烧"被收录为省级非物质文化遗产,更增加了"驴肉火烧"的文化底蕴和魅力。所以,我国民间流传,到保定漕河地区旅游,不吃"驴肉火烧"等于虚此一行,可见"驴肉火烧"的特色美味。驴肉在许多地方形成了独具特色的传统食品和地方名吃,如保定驴肉火烧、高唐驴肉、曹记驴肉、广饶肴驴肉、上党腊驴肉、河间驴肉烧饼等,其中保定的"驴肉火烧"以独特工艺肴驴肉,驴肉飘香,历史悠久,遐迩闻名。

【烹饪简介】

我国民间素有"天上龙肉,地上驴肉"之说,这就是人们对驴肉的最高褒扬。那么,与神话中龙肉相媲美的驴肉好吃有什么依据呢?驴肉与牛肉、羊肉相比肉质细嫩味美,口感更好,是宴席上的珍肴。驴肉多作为卤菜冷盆,也可配以素菜烧、炖和煮汤等烹调方法食用。驴的不同部位有不同的吃法,比如驴腩肉最为鲜滑,可以用来火烧、白切;驴骨不易入味,可以用来红焖、炖汤更为适合。驴肉还可加工成驴肉罐头,如酱驴肉、五香驴肉等,也是人们所爱吃的食品。一般熟驴肉制品应在0~4℃的条件下冷藏保存,否则容易变质。

家中加工烹饪驴肉,新鲜驴肉自然怎么做都好,但膻味不易去除,特别是白切做法,没有其他的配料,驴肉的膻味就不容易散发出来,影响整个菜肴。因此,用驴肉做菜时,可用少量苏打水调匀浸泡片刻,这样可以去除驴肉的腥味。也可配上一些生姜、香葱、大蒜、八角、香叶,既能杀菌,又可除膻味。把驴肉与生姜、香葱、大蒜、八角、香叶一起滚至熟酥,捞出再放入冰箱急冻,俗称"过冰",热胀冷缩可以让肉质变得紧实有弹性,这样,白切驴肉片是饱满弹牙,鲜嫩绵滑,再蘸上点酱油或者芥辣油,更是独具风味。如用驴骨(驴肋骨)与生姜、八角、香叶等香料用文火熬成汤,也可加入腐竹、马蹄等素菜,汁液浓郁,肉感结实,特别是腐竹,里面渗透了驴骨的香味,味道十分鲜嫩美味。驴肉也用高压锅来烹饪,可以大大缩短炖煮时间,但因炖煮时间不充分,会影响其最佳的滋补效果。

选购小窍门

按照现代保鲜工艺的技术要求将驴肉分割成里脊肉、外脊肉、背部肉、后腿肉、前腿肉、脖子肉、胸部肉、肋条肉、腱子肉等九部分。消费者在购买时,为了保证肉质安全,得谨慎购买符合标准的放心驴肉。

一般新鲜驴肉色泽呈红褐色,脂肪颜色淡黄,富有光泽,肌肉组织结实富有弹性为佳品。而驴肉肌肉部分呈暗褐色、无光泽,肌肉组织松软而缺乏弹性为劣质品。

有些不法商贩用牛肉冒充驴肉,消费者在购买时要注意鉴别:① 牛肉的肌肉之间有脂肪层隔开,驴肉之间则没有;② 牛的膝盖骨是等腰三角形,驴则是等边三角形;③ 取少许脂肪,用打火机烧熔,如脂肪油滴入凉水中是蜡样硬壳,是牛肉,否则,就是驴肉。选购熟驴肉制品,不要选购色泽太艳的驴肉,色泽太艳则在加工时加入了亚硝酸盐或合成色素。如果是包装驴肉,包装应密封,无破损,无胀袋现象,若包装胀气,说明驴肉已经变质不要购买。

【营养价值】

驴肉每 100 克含有蛋白质 21.50 克、脂肪 3.20 克、维生素 A 72.00 微克、硫胺素 0.03 毫克、核黄素 0.16 毫克、烟酸 2.50 毫克、维生素 E 2.76 毫克、钙 2.00 毫克、磷 178.00 毫克、铁 4.30 毫克、铜 0.23 毫克、锌 4.29 毫克、镁 7.00 毫克、钠 46.9 毫克、钾 325.00 毫克、硒 6.10 微克、胆固醇 47.00 毫克,还含有动物胶、骨胶原等营养成分。

驴肉蛋白质含量比牛肉、猪肉高,而脂肪含量比牛肉、猪肉低,具有典型的"两高两低"的特点:高蛋白,低脂肪,高氨基酸,低胆固醇。动脉硬化、冠心病、高血压患者经常适量食用,不仅能补充人体必需营养物质,还能养生保健、增强体质。其所富含的微量元素、动物胶和骨胶原等营养成分,能为身体瘦弱、积年劳损、病后调养、年老体弱等患者提供良好的营养补充,有益于身体早日康复。

【文献记载】

我国历代医学家把驴肉视为治病的良药,并根据临床实践对其药用价值进行了研究与论述,现选录如下。

唐代医学家孟诜在其编撰的《食疗本草》中曰,驴肉"主风狂,愁忧不乐,能安心气"。

唐代本草学家日华子在《日华子本草》中说,驴肉"解心烦,止风狂,酿酒治一切风"。

宋代寇宗奭医药家在《本草衍义》中说:"驴肉食之动风,脂肥尤甚,屡试屡验。"

元代医药家忽思慧在《饮膳正要》中说:"野驴,食之能治风眩。"

明代著名药物学家李时珍在其所著的《本草纲目》中言,驴肉"补血益气,治远年劳损;煮汁空心饮,疗痔引虫"。

【适宜应用】

中医学认为,驴肉性平,味甘、酸,入心、脾、肝经,具有补血益气,滋肾养肝、息风安神和止血之功效,适应于劳损体弱、气血亏虚、心烦心悸、不寐多梦、积年劳损、倦怠羸瘦、短气乏力等症。

据现代医学研究发现,驴肉适用于食欲不振、营养不良、神经衰弱、病后调养、出血性紫癜、功能性子宫出血等症。

温馨提醒

　　凡脾胃虚寒、慢性肠炎、腹泻者及孕妇,应忌食驴肉。尤其孕妇食后,可能引起难产。病死的驴有毒,食用会引起食物中毒。驴肉与金针菇相克不宜同食,同时食用能引发心痛。驴肉与凫茈相克不宜同食,以免引起拘挛抽搐等不良反应。

驴肉的食疗功效

驴肉是恢复体力、病后调养的高级食疗菜肴

　　驴肉营养丰富,所富含的蛋白质中氨基酸构成十分全面,其中富含 8 种人体必需的氨基酸和 10 种非必需的氨基酸。色氨酸是识别肉中蛋白质是否全价的重要物质,也是评定肉品质量的重要指标。100 克驴肉中含色氨基酸高达 300～314 毫克,远远高于牛肉(219 毫克/100 克)和猪肉(270 毫克/100 克)。驴肉所含鲜味的谷氨酸高达 27.33%,也高于牛肉与猪肉,这就人们称道驴肉鲜美可口的重要原因所在。

　　驴肉味道鲜美能提高人们的食欲,可及时补充蛋白质、氨基酸,调节生理机能、提高肌肉活力,尤其能加快人体内有毒物质排出体外,有效地减轻辐射、污染对人体所造成的伤害。排出机体在剧烈的运动以后体内的代谢产物,从而促进机体、肌肉、精神等多方面的快速恢复。因此,驴肉是高级食疗菜肴,经常适量食用,对恢复体力、积年劳损、心烦不寐、病后调养具有良好的功效。

驴肉是心血管疾病患者的食疗佳品

　　驴肉是一种高蛋白、低脂肪、低胆固醇的肉类。据有关测定表明,驴肉除含少数饱和脂肪酸之外,大多数为不饱和脂肪酸,其中亚油酸和亚麻酸合计为 26.9%,驴瘦肉则高达 30.6%,而牛肉仅为 5.7%,瘦猪肉仅为 13.8%。

　　由此可见,驴肉中富含生物价值较高的亚油酸、亚麻酸的量都远远高于牛肉、猪肉。动脉粥样硬化中附着于血管壁上的脂肪 1 克,需要 2 克的亚油酸去

溶解;再者,不饱和脂肪酸是合成前列腺素的前体,也具有降低血液黏度的功效。因此,动脉硬化、冠心病、高血压等心血管疾病患者,经常适量食用驴肉,对软化血管、降低血液黏度具有良好的功效。

驴鞭是公认的"补肾壮阳"保健上品

中医学认为,驴鞭性温、味甘咸,入肝、肾二经,具有补肾壮阳、强筋生精的功效,适用于气血虚亏、阳痿不举、筋骨酸软、肾囊现冷、骨结核、骨髓炎等症。《本草纲目》中说,驴鞭"强阴壮筋"。《吉林中草药》中说,驴鞭"强筋,壮骨,滋阴补虚"。《四川中药志》中说:"滋肾壮阳。"

驴鞭是公认的补肾壮阳的保健上品,其功效仅次于鹿鞭,被誉为"男人餐桌上的伟哥",中青年朋友最喜爱食用此菜,对肾阳虚亏所致的男性性功能低下、体倦乏力、腰膝酸软、早泄、阳痿、遗精等具有良好的功效。

中医学认为,驴全身皆为天然食疗宝库

中医学认为,驴骨具有补肾滋阴、强筋壮骨之功效,主治消渴、历节风、小儿解颅等症。母驴骨煮汤服,治多年的消渴,极有效。头骨烧灰和油涂小儿解颅。

驴乳具有清热解毒,润燥止渴之功效,主治风热赤眼、黄疸、消渴、小儿惊痫、阳痿、早泄、月经不调。《蜀本草》:"疗消渴。"《千金·食治》:"主大热,黄疸,止渴。"《食疗本草》:"治卒心痛绞结连腰脐者:驴乳三升,热服之。"《本草纲目》:"频热饮之,治气郁,解小儿热毒。不生痘疹;浸黄连取汁,点风热赤眼。"

驴毛具有祛风之功效,主治头风。《食疗本草》:"治头中一切风,驴毛一斤炒令黄,投一斗酒中,渍三日,空心细细饮,使醉,覆卧取汗,明日更依前服。"

阿胶(驴皮制品)具有滋阴抗衰、养血美容的功效

阿胶为毛驴的皮,经过煎煮、浓缩制成的固体胶,原产自山东省泛东阿区,至今已有近三千年历史。中医学认为,阿胶性平、味甘,入肺、肝、肾经,具有补血止血、滋阴润燥等功效,适用于血虚萎黄、虚弱贫血、产后血亏、眩晕心悸、心烦不眠、肺燥咳嗽等症,尤其对妇科的一些病症,如月经不调、经血不断、妊娠下血等症有良好的功效。阿胶是补血圣药,为食药两用传统的滋补强壮上品,适用人群广泛,尤其对平素体质虚弱、畏寒、易感冒之人,经常适量服用可改善

体质,增强抵抗力。阿胶和黄酒一起服用疗效更好,长期具有补血养血、抗疲劳、抗衰老、养颜美白、提高免疫力等作用。

　　阿胶的养血美容之功,是基于它的补血之效,通过补血理气,调整营养平衡,从根本上解决气血不足的问题,同时改善血红细胞的新陈代谢,加强真皮细胞的保水功能。女性气血充足,才能肌肤莹润、面若桃花,实现女人由内而外的养颜美容。但是,感冒患者不宜服用阿胶;凡咳嗽痰多、脾胃虚弱、呕吐泄泻、腹胀便溏患者慎用阿胶;孕妇及高血压、糖尿病患者应在医师指导下服用阿胶。

驴肉营养保健养生美食

凉拌香辣驴肉

原料:卤熟驴肉 500 克,泡红辣椒 1 个,香菜 30 克,熟芝麻 5 克,香葱 5 克,生姜 10 克。

调料:辣椒油 5 克,料酒 10 克,精盐、味精、香油各少许。

制法:(1) 将卤熟驴肉切成薄片;香菜用凉开水洗净,切成小段;泡红辣椒去蒂,用凉开水洗净,切成细丝;香葱用凉开水洗净,切成细末;生姜去皮,用凉开水洗净,切成细丝;备用。

　　　(2) 把锅烧热后,放入辣油,待油温五成热时,放入泡红辣椒丝、香葱丝、生姜丝爆出香味,放入卤熟驴肉片翻炒一下,烹入料酒,加入精盐、味精炒匀,调好口味,熄火冷却一下后,撒上熟芝麻,淋上香油,撒上香菜,即可食用。

特点:香辣利口,味道鲜美。

功效:补血益气,滋肾养肝,开胃健脾。

适应证:食欲不振、营养不良、劳损体弱、气血亏虚、短气乏力、病后调养、身体虚弱等。

备注:凉拌菜肴要现做现吃,以免变质腐败。

爆炒驴肉丝

原料:驴里脊肉 350 克,大葱绿叶 50 克,大蒜 30 克,生姜 25 克。

调料:豆油 75 克,酱油 15 克,料酒 25 克,五香粉 2 克,淀粉、精盐、味精、香油各适量。

制法：(1) 将驴里脊肉用少量苏打水浸泡一下，再用清水洗净，逆纹路切成5～6厘米长的细丝，用五香粉、少许料酒、精盐、味精、淀粉腌制片刻；大葱绿叶洗净，切成中段；大蒜去皮、洗净，切成细末；生姜去皮、洗净，切成薄片；备用。

(2) 把炒锅烧热后，放入豆油，待油温五成热时，放入腌过的驴里脊肉丝划散，炒至上色断生，盛出备用。

(3) 原锅留少许底油烧热后，放入大葱段、大蒜、生姜片爆出香味，放入炒的驴里脊肉丝翻炒几下，烹入料酒、酱油炒透，加入精盐、味精调好口味，淋上香油，即可起锅食用。

特点：葱蒜清香，肉嫩鲜美。

功效：补血益气，滋肾养肝，安神止血。

适应证：气血亏虚、短气乏力、积年劳损、倦怠羸瘦、心烦不寐、病后调养、出血性紫癜等。

五香酱驴肉

原料：驴肉2 500克，生姜20克，大葱30克。

调料：冰糖屑30克，酱油150克，山楂5克，料酒100克，精盐15克，红曲15克，八角3克，花椒3克，肉豆蔻2克，桂皮3克，白芷5克，草果5克，大料3克。

制法：(1) 将驴肉用少量苏打水浸泡片刻，用清水洗净，放入清水浸泡5小时出血水，用沸水将泡过的驴肉焯一下，然后放入凉水中过凉；生姜去皮、洗净，切成薄片；大葱洗净，切成中段；把八角、花椒、肉豆蔻、桂皮、白芷、草果、大料纳入纱布袋内扎好口成五香袋。

(2) 将锅置于火上，用中火将冰糖屑炒至金红色，再放入酱油、精盐、料酒、红曲(炒煮)、山楂、适量清水，用大火煮沸去浮沫，再加入葱段、姜片，烧开后煮约3分钟，再放入驴肉，然后用大火烧开，撇去浮沫，再用中火炖煮约3.5小时，至驴肉酥烂为止，然后取出晾凉后，切成薄片装盘，即可食用。

特点：醇香四溢，肉色酱红，肉酥鲜咸。

功效：滋肾养肝，补血益气，安神止血。

适应证：气血亏虚、积年劳损、倦怠羸瘦、短气乏力、心烦心悸、食欲不振、病后

　　调养、出血性紫癜等。

备注：炒冰糖时，要掌握好火候，大火易糊，会有苦糖味，火小炒冰糖没有颜色，如同没炒；炒红曲米时，一定要以煮至水很红时为宜，也可多煮几次；煮炖驴肉时间较长，一定要注意火候，勤于翻动驴肉，以免煮糊，如汤汁煮干可加入一些开水，但决不可加凉水，否则肉难以煮烂。

驴肉甲鱼进补汤

原料：新鲜驴肉 750 克，甲鱼 1 只(约 250 克)，枸杞 60 克，水发香菇 60 克，冬笋肉 25 克，火腿 25 克，生姜 15 克，香葱 15 克。

调料：料酒 30 克，八角 1 克，花椒 1 克，桂皮 3 克，大料 2 克，精盐、味精各适量。

制法：(1) 将驴肉用少量苏打水浸泡片刻，用清水洗净，放入清水浸泡 5 小时出血水，用沸水将泡过的驴肉焯一下，然后放入凉水中过凉，切成中块，用八角、花椒、桂皮、大料煮沸 2 小时至熟软，捞出驴肉块；甲鱼宰杀放血，去肠杂、洗净，剁成中块，抹上少许精盐、料酒；香菇去根、洗净；冬笋肉洗净，切成薄片；火腿洗净，切成薄片；生姜去皮、洗净，拍松；香葱洗净，打结；备用。

　　　　(2) 把驴肉块、甲鱼块放入锅内，加入枸杞、香菇片、冬笋肉片、火腿片、生姜、香葱结、料酒，倒入适量清水。先用大火煮沸后，再改用小火炖煮 1~2 小时至酥熟，除去姜葱，加入味精，调好口味，即可食用。

服用：每周 1 剂，分数次食服，喝汤食肉。

功效：滋阴润燥，养血益气，补肾养精。

适应证：肝肾阴虚、骨蒸潮热、肺结核、痰中带血、气血亏虚、肾亏遗精、腰膝酸软、年老体弱等。

驴鞭母鸡补肾壮阳煲

原料：干驴鞭 1 具(约 250 克)，小母鸡 1 只，枸杞 15 克，肉苁蓉 50 克，生姜 25 克，香葱 15 克。

调料：料酒 30 克，精盐、味精各适量，八角、花椒各少许。

制法：(1) 将驴鞭用热水发胀，用少量苏打水浸泡 1 小时，再用清水泡约五至六小时，中途换几次热水，泡好后顺尿道对剖成两块，刮洗干净，用沸水将驴鞭焯片刻,再用冷水漂半小时左右;母鸡宰杀,去毛、肠杂、脚爪,洗净,抹上少许料酒、精盐;枸杞、肉苁蓉用纱布包好成药包;生姜去皮、洗净、拍松;香葱洗净,打结;备用。

(2) 先在沙锅内倒入适量清水,放入驴鞭片煮沸,撇去浮沫,再放入母鸡、生姜、香葱、八角、花椒、料酒,用大火烧开后,改用小火慢炖,每隔15分钟翻动一次,以免粘锅,炖至六成熟时,捞去生姜、香葱结、花椒,放入药包,用旺火上烧沸后,改小火慢炖至驴鞭八成熟时取出,切成3厘米指条,重放入沙锅内炖煲至熟烂,取出药包,加入精盐、味精,调好口味,即可食用。

特点:味道鲜美,进补佳品。

功效:补肾气,养精血,壮阳道,强筋骨。

服用:每两周1剂,分数次食服,吃肉喝汤。

适应证:肝肾虚亏、精血不足、腰膝酸软、筋骨酸软、性功能低下、阳痿不举、肾囊现冷、骨髓炎等。

阿胶润肤美容汤

原料:阿胶15克,新鲜猪皮100克,红枣16枚。

调料:红糖35克,糖桂花少许。

制法:(1) 将阿胶打碎;猪皮刮去猪毛与油脂、洗净,切成小块,放入沸水锅内焯一下,捞出洗净去油脂,沥干水分;红枣洗净,用清水浸泡至软;备用。

(2) 把猪皮放入锅内,倒入适量清水,先大火煮沸,转用小火久炖至猪皮熟烂,放入红枣再煮沸至熟软,取出红枣去枣皮、枣核,把枣肉捣烂与阿胶、红糖一起放入锅内,用小火慢慢熬至完全融化,淋上糖桂花,即可食用。

特点:汤质润滑,香甜可口。

功效:滋阴养心,补血益气,润肤美容。

适应证:面色无华、面容憔悴、面皱萎黄、贫血、心悸失眠、阴虚血热、体虚疲乏无力、月经不调等。

备注:糖尿病、高脂血症、肥胖症、感冒、腹胀便溏等患者及孕妇不宜食用。

驴肉康复食疗妙方

方一

适应证：气血不足、劳损体弱、积年劳损等。

妙方：驴肉 250 克，豆豉、五香粉、精盐各少许。

用法：将净驴肉洗净，与豆豉、五香粉一起放入锅内，倒入适量清水，用文火煮至熟软，加入精盐、味精调好口味，切成薄片，即可服用。

服用：每日 1 剂，分 2 次当菜食用，连服 5～7 天。

功效：补益气血，滋肾养肝。

方二

适应证：身倦乏力、心悸心烦、不寐多梦、病后调养。

妙方：驴肉 250 克，淮山药 50 克，大枣 10 枚。

用法：将驴肉洗净，切成小块，与淮山药、大枣一起放入锅内，倒入适量清水，用文火煮至熟软汤浓，即可服用。

服用：每日 1 剂，分 2 次喝汤吃肉，连服 3～5 天。

功效：养肝安神，补血益气。

方三

适应证：出血性紫癜。

妙方：驴肉 250 克，花生衣 6 克，红枣 18 枚。

用法：将驴肉洗净，切成小块，与花生衣、红枣一起放入锅内，倒入适量清水，用文火煮至熟软汤浓，即可服用。

服用：每日 1 剂，分 2 次服用，喝汤吃肉，可加少许红糖调味，连服 7～10 天。

功效：补血益气，养肝止血。

方四

适应证：糖尿病。

妙方：母驴骨 500 克，生姜 3 片，八角 1 个，香葱末 5 克，精盐、味精各少许。

用法：将母驴骨洗净，敲碎后用水焯煮一下，捞起沥干，与生姜、八角一起放入锅内,倒入适量清水,用文火煮至熟软汤浓,加入精盐、味精调好口味,撒上香葱末,即可服用。

服用:每日1剂,分2次当菜汤食用,连服5～7天。

功效:补肾滋阴,强筋壮骨。

方五

适应证:阴血不足所致的胎动不安、烦躁等。

妙方:阿胶10克,鸡蛋1个,食盐适量。

用法:将阿胶用开水1碗烊化,放入锅内,用文火煮沸,倒入鸡蛋调匀后,煮成蛋花汤,加入精盐、调好口味,即可服用。

服用:每日1～2剂,当菜汤食用,连服3～5天。

功效:滋阴补血,安胎除烦。

方六

适应证:肺虚火盛、咳嗽气喘等。

妙方:阿胶15克,糯米25克,杏仁、马兜铃各10克,冰糖适量。

用法:先将杏仁、马兜铃用适量清水先煎成浓汁,过滤去渣取汁,同淘洗干净的糯米煮成粥。阿胶用开水烊化,兑入粥内,加入冰糖煮至熔化,即可服用。

服用:每日1剂,分2次食用,连服5～7天。

功效:滋阴降火,润肺止咳。

兔肉 —— 健脾补气、养阴凉血

话 说 兔 肉

兔是哺乳纲兔形目兔科动物,包括家兔和野兔两种,毛色大多是白色、黑色、灰色、灰白色、灰褐色、黄灰色、浅土黄、还有夹花的,我国有华南兔、东北兔、高原兔等品种。

一般来说,兔可分为小型兔、中型兔和大型兔。小型兔的体重约为 2 千克以下;中型兔的体重为 3~4 千克左右,大型兔的体重为 5~8 千克左右。兔的躯体可分为头颈部、躯干部、四肢和尾四部分。兔具有管状长耳(耳长大于耳宽数倍);兔的门齿,适于切断食物,其臼齿,适于磨碎食物;兔的前肢比后肢要短,后腿强健有力,有利跳跃前行;兔的尾巴为簇状短尾,会团起来,像一个毛茸茸的球。兔可成群生活,但一般野兔多独居于树林、森林、干草原、热带疏林、荒漠化草原等处,为纯草食性动物。

【传说风俗】

十二生肖的起源与动物崇拜有关。我国先民视兔子为仁兽,作为一种祥瑞动物而被人们所崇拜,尊称为"瑞兔"。据《春秋》中记载:"玉衡星散而为兔",《瑞应图》载有,"赤兔者瑞兽,王者盛德则至"之语。

兔在十二生肖中,排行第四。与十二地支配属"卯",故一天十二时辰中之"卯"时——清晨五时至七时,又称"兔时"。这时,太阳还没露出脸面,月亮的光辉还未隐退完全,玉兔是月亮代称,是月宫神话中唯一的动物,这样卯时就同兔搭配。收藏家马未都先生针对兔子的生肖寓意认为,"有关兔子最好的说法是玉兔东升。月亮中有玉兔,太阳中有金乌,玉兔为月,金乌为日。古语中说得含蓄,兔走乌飞,兔缺乌沈,兔起乌沉,说的都是日升月恒之事"。

古代神话传说"嫦娥奔月"的故事早在商代就已为世人所知。据《易占》之《归妹》中记载,嫦娥得知丈夫后羿从王母娘娘那儿讨来了长生不死之药,就有成仙心切之念。有一天，就趁着后羿不注意，偷偷吃下了长生不死之药，生怕丈夫后羿问罪责难，嫦娥只得带上一只玉兔跟随飞升到月宫。

我国有句成语"狡兔三窟"，说明兔子聪明，善于保护自己。在我国蒙古族民间传说中，就有兔子扮演一个聪明机智的角色。在一个月圆之夜，兔子和羊结伴出行，半途中遇到一群野狼，正当穷凶极恶的野狼要前来吃羊之时，兔子灵机一动，说自己是帝释天的使臣，下凡要来大地猎取千张狼皮，狼听到之后吓得惊慌逃跑。

我国民间许多关于兔的风俗。古代许多汉族地区流行"挂兔头"镇邪避灾的岁时风俗。每年农历正月初一，人们用面兔头，以竹筒盛雪水，与年幡面具（宗教用品）同挂于门额之上，以示驱除妖魔、避免灾难，保佑全家人新的一年平安康乐。

我国有的地方还有赠送兔子画的育儿习俗，该画中有六个小孩围着一张桌子，桌上站一个手持兔子吉祥图的人，祝愿受赠的儿童将来身体健康、学习进步、生活安宁、步步高升。我国汉族民间有怀孕时忌吃兔肉的风俗，因为兔子豁嘴，所以孕妇妊娠时期禁止食用兔肉，避免出生的孩子是豁嘴。

欧美基督教国家和地区把兔子视为新生命的创造者，为此兔子成了复活节的象征，节日时供应许多兔形的食品和玩具，这是复活节的热销产品，各地还要制作兔形蛋糕，亲朋好友之间相互馈赠，寄予美好的祝福。兔子也是孩子们的吉祥物，这一天孩子们要玩寻找彩蛋的游戏，传说复活节彩蛋为兔子所生或为兔子所藏，哪个孩子找到彩蛋，幸运之神将伴随他的一生。

【烹饪简介】

兔肉比牛肉、猪肉、鸡肉更为精瘦，富含蛋白质，适用于烤、炒、红烧、焖、炖煮等烹调方法。如香酥烤兔肉、葱爆兔肉、宫保兔肉丁、鲜熘兔丝、麻辣兔片、红烧兔肉、干锅兔肉、粉蒸兔肉等，款款是美味的菜肴。兔肉也可以与其他食材一起烹调，并能附和其他食物的滋味，故有"百味肉"之说。

兔肉肉质细嫩，肉中几乎没有筋络，若切法不当，兔肉加热后会变成粒屑状，而且不易煮烂。所以，切兔肉片、兔肉丝一定要顺着纤维纹路切。这样烹制加热后，不仅能保持菜式整齐美观的形态，还能使菜肴的味道更为鲜嫩美味。

新鲜的兔肉一时吃不完，可以放入冰箱冷冻室冷冻保鲜。但需要把兔肉清洗干净，剔去筋膜，剁成大块，用保鲜袋装好，在零下 18℃ 条件下，能保存 6～

12个月。买来是冷冻的兔肉,可直接放冰箱冷冻室内冷冻保存,如要食用时最好取出后让其自然化解后,再烹饪食用。

选购小窍门

兔肉选购:一要看,优质新鲜的兔肉肌肉有光泽,红色均匀,脂肪洁白或黄色;劣质兔肉肌肉稍暗色,脂肪缺少光泽;二要按,兔肉的外表微干或有风干的膜,不粘手,用手指按下的凹陷能立即恢复原状;三要闻,新鲜兔肉带些土腥味,如有其他异味或者臭味,就是不新鲜的兔肉,最好不要购买。

【营养价值】

兔肉每100克含有蛋白质19.70克、脂肪2.20克、维生素A 26.00微克、核黄素0.10毫克、硫胺素0.11毫克、烟酸3.50毫克、烟酸5.80毫克、维生素E 0.35毫克、钙12.00毫克、铁2.00毫克、铜0.12毫克、锌1.30毫克、镁15.00毫克、钠45.1毫克、钾284.00毫克、锰0.04毫克、磷165.00毫克、硒10.93微克、胆固醇59.00毫克等。此外,还含有肌肽、卵磷脂、游离氨基酸等营养成分。

兔肉最大的优点在于高蛋白、低脂肪、低胆固醇,还富含8种人体所必需的氨基酸,其中含有较多人体最易缺乏的赖氨酸、色氨酸,便于人体消化吸收。因此,经常适量食用兔肉,有利于少年儿童生长发育,有助于年老体弱者增强体质、延年益寿,也有益于肝病、糖尿病及其他代谢障碍的患者康复。

【文献记载】

我国历代医学家把兔肉视为治病的良药,并根据临床实践对其药用价值进行了研究与论述,现选录如下。

南北朝医学家陶弘景在其编撰的《名医别录》中说,兔肉"主补中益气"。

明代著名药物学家李时珍在其所著的《本草纲目》中言,兔肉"凉血,解热毒,利大肠"。"今俗以兔肉饲小儿,云令出痘稀,盖亦因其性寒而解热耳。故又能治消渴。若痘已出及虚寒者宜戒之。"刘纯《治例》云:"反胃结肠,甚者难治,常食兔肉,则便自行,又可证其性之寒利矣。"

清代著名医学家赵学敏在《本草拾遗》中说,兔肉"主热气湿痹"。

清代医学家张璐在《本经逢原》中说,兔肉"治胃热呕逆,肠红下血"。

清代医学家沈李龙在所编撰的《食物本草会纂》说,兔肉"补中益气,治热气湿痹,止渴健脾。去小儿痘疮。凉血解热毒,利大肠"。

【适宜应用】

中医学认为,兔肉性凉、味甘,入脾、胃、大肠经,具有滋阴润燥,健脾益气,清热凉血、利尿止渴之功效,适用于阴液不足、烦渴多饮、消渴羸瘦、神疲乏力、面色少华、脾胃虚弱、食少纳呆、胃热呕吐、便血、大便秘结等症。

据现代医学研究发现,兔肉适应于食欲不振、营养不良、糖尿病、肥胖症、心血管疾病等。

温馨提醒

兔肉性凉,宜在夏季食用。兔肉不宜常年食用,兔肉农历8～10月深秋可食,余月则伤人肾气,易损元阳;兔肉性偏寒凉,凡脾胃虚寒、腹泻便溏者尽量少吃,脾胃虚寒所致的呕吐、泄泻者忌用;兔死而眼合者杀人,故阳虚及孕妇、小儿痘出者禁吃;补病肝时,不能使用多油、烤炸等上火燥热的方式进行烹调。兔肉与白鸡肉、鸡肝、鸡心、獭肉、橘子、柑橘、芥末、生姜、芹菜、小白菜相克不宜同食,以免引起不良反应。

兔肉的食疗功效

兔肉富含卵磷脂,具有健脑益智的作用

兔肉富含卵磷脂是营养脑神经组织、促进神经系统功能、增强记忆力不可缺少的营养物质,不仅具有健脑益智的作用,还能消除大脑疲劳,增强记忆力,提高学习工作效率,预防老年性痴呆症的发生。因此,学生、知识分子及中老年人,经常适量食用兔肉,具有良好的健脑益智的作用。

兔肉有"保健肉"、"荤中之素"的美称,是糖尿病、心血管疾病患者的食疗佳品

兔肉营养丰富,质地细嫩,味道鲜美,是高蛋白质、低脂肪、低胆固醇的肉类,其蛋白质含量高达70%,高于一般肉类,其中蛋白质含量分别是羊肉、猪肉的2倍,而脂肪的含量仅为2.2%,仅是猪肉的1/16、羊肉的1/8、牛肉的1/5,而且脂肪和胆固醇含量低于其他肉类,食后极易被人体消化吸收,消化率高达85%,是优质的肉类食品。故在国际市场上享有盛名,被称为"荤中之素"。

因此,兔肉是糖尿病、肥胖症、高脂血症、冠心病等患者理想的食疗佳品,经常适量食用,不仅能补充蛋白质,且无发胖和动脉硬化之忧,还能有益于疾病早日康复。

兔肉在欧美国家被称为女性的"美容肉"

兔肉是一种富含蛋白质、卵磷脂、维生素、微量元素的食物,其所含的脂肪和胆固醇,低于其他肉类,且脂肪又多为不饱和脂肪酸。既有营养,又能强身健体,且不会引起发胖增肥。兔肉中所含有的卵磷脂、维生素、微量元素等营养物质,还能保护皮肤细胞活性,维护皮肤弹性,健美肌肉之功效。

因此,女性经常适量食用兔肉,既能强身健体,又可润泽肌肤,保持身体苗条。所以,兔肉在欧美国家被称为女性的"美容肉"。

中医学认为,兔全身皆为食疗佳品

中医学认为,兔血具有凉血活血之功效,可解胎中热毒,催生易产。兔肝具有补肝明目之功效,适用于目痛、目暗、目赤等症。兔脑性温,将其捣碎外敷,适用于冻疮、水烫伤、皮肤皲裂等症,并能催生滑胎。兔肉具有滋阴润燥、健脾益气,清热凉血、利尿止渴之功效,如果气短乏力、形体消瘦、神疲乏力、久病体虚、消渴羸瘦等患者,可用兔肉加淮山药、黄芪、枸杞炖煮至浓汤,当菜汤服用,有利于身体早日康复。兔皮毛烧成灰,用酒送服方寸匕,可治难产和胞衣不下,余血攻心,胀刺难受的,极灵验。皮灰可治妇女白带过多,毛可治小便不利。

兔肉营养保健养生美食

麻辣味美兔肉

原料:新鲜兔肉300克,泡红辣椒1个,生姜10克,香葱10克,大蒜15克。

调料：豆油 50 克，酱油 15 克，花椒油 1 克，精盐、味精各适量，淀粉、香油各少许。

制法：(1) 将兔肉洗净，以温水下兔肉煮至水开，把兔肉盛出用凉水冲洗干净，捞起沥干，顺着纤维纹路切成小块，用少许精盐，酱油，淀粉抓匀；泡红辣椒去蒂籽、洗净，切成小块；生姜去皮、洗净，切成薄片；香葱洗净，切成小段；大蒜去皮、洗净，切成细末；备用。

(2) 把锅烧热后，倒入豆油，烧至油温五成时，放入辣椒丝、生姜片、香葱段、大蒜末煸出香味，加入兔肉块爆炒几下，加入酱油、精盐、味精炒匀，调好口味，淋上花椒油、香油，即可食用。

特点：麻辣利口，鲜嫩味美。

功效：健脾开胃，补元益气。

适应证：脾胃虚弱、食少纳呆、食欲不振、形体消瘦、神疲乏力、营养不良、糖尿病等。

备注：烹饪时火不宜过大，以免把兔肉爆干。用花椒油比用花椒末更方便，也可避免花椒末嚼到嘴里吐不出来。

韭菜炒兔肝

原料：韭菜 100 克，兔肝 2 具，生姜 10 克。

调料：豆油 20 克，料酒 10 克，精盐、味精各少许。

制法：(1) 将韭菜洗净，切成小段；兔肝去除胆囊、洗净，切成薄片；生姜去皮、洗净，切成薄片；备用。

(2) 把锅烧热后，倒入豆油，待油温五成热时，放入生姜片煸炒一下，再放入兔肝片炒至上色断生，烹上料酒，放入韭菜、精盐、味精翻炒几下，即可食用。

特点：清香鲜嫩，营养丰富。

功效：补肝明目，温中行气。

适应证：肝肾两亏之目翳、肝虚眩晕、目暗昏糊、病后视蒙、夜盲症等。

红烧美味兔肉

原料：新鲜兔腿肉 500 克，水发香菇 50 克，大蒜 30 克，生姜 10 克，葱白 10 克，上汤 250 克。

调料：豆油 30 克，八角 1 个，酱油 50 克，冰糖 25 克，料酒 15 克，精盐、味精各少许。

制法：(1) 将兔肉洗净,以温水下兔肉煮至水开,把兔肉盛出用凉水冲洗干净,捞起沥干,顺着纤维纹路切成中块；香菇洗净；大蒜去皮、洗净,用刀拍一下；葱白洗净,切成小段；生姜去皮、洗净,用刀拍一下；备用。

(2) 把炒锅烧热后,放入豆油,待油温五成热时,放入大蒜、葱白段、生姜炸出香味,放入兔肉块炒香,烹上料酒煮一下,放入八角、酱油、冰糖、上汤,先用大火烧沸后,放入香菇,改用小火烧至兔肉熟软,加入精盐、味精调好口味,再用大火收干汤汁,即可食用。

特点：浓油赤酱,香酥味美。

功效：滋阴凉血,健脾益气。

适应证：阴液不足、烦渴多饮、消渴羸瘦、形体消瘦、神疲乏力、面色少华、食欲不振、营养不良、糖尿病、肥胖症、心血管疾病等。

芸豆兔肉益寿煲

原料：兔腿肉 600 克,芸豆 100 克,冬菇 20 克,冬笋 100 克,生姜 20 克,香葱 15 克,上汤 250 克。

调料：豆油 30 克,料酒 15 克,精盐、味精、胡椒粉各少许。

制法：(1) 将兔肉洗净,以温水下兔肉煮至水开,把兔肉盛出,用凉水冲洗干净,捞起沥干,顺着纤维纹路切成中块；芸豆洗净,用清水泡软；冬菇用温水浸泡至发软,去根、洗净；冬笋去壳、洗净,切成小块；生姜去皮、洗净,切成细丝；香葱洗净,切成细末；备用。

(2) 将锅烧热后,倒入豆油,待油温五成热时,放入生姜丝炝锅,放入兔肉块煎至上色,烹上料酒,盛入沙锅内,加入芸豆、冬菇、冬笋块、上汤,先用大火烧沸后,再用文火煲至熟酥,加入精盐、味精调好口味,撒上香葱末、胡椒粉,即可上菜。

特点：肉软豆酥,味道鲜香。

功效：滋阴补中,益寿延年。

适应证：阴虚烦渴、脾胃虚弱、食少纳呆、营养不良、形体消瘦、未老先衰、久病体虚、年老体弱、倦怠乏力、腰膝酸软、糖尿病、大便秘结等。

花生炖兔肉

原料：兔腿肉 600 克,花生 100 克,冬笋肉 50 克,冬菇 20 克,生姜 25 克,香葱 15 克。

调料：猪油 15 克,料酒 25 克,精盐、味精、胡椒粉各少许。

制法：(1) 将兔肉洗净,以温水下兔肉煮至水开,把兔肉盛出用凉水冲洗干净,捞起沥干,顺着纤维纹路切成小块;花生洗净;冬笋肉洗净,切成小块;冬菇用温水浸泡至发软,去根、洗净;生姜去皮、洗净,切成细丝;香葱洗净,切成细末;备用。

(2) 把兔肉块、花生、冬笋片、冬菇、生姜丝、料酒放入锅内,倒入适量清水,先用大火烧沸后,再用文火炖至熟酥,加入精盐、味精、胡椒粉调好口味,撒上香葱末,即可上菜。

特点：香酥味美,营养丰富。

功效：滋阴健脾,养血益气,清热凉血。

适应证：阴液不足、烦渴多饮、食欲不振、神疲乏力、营养不良、面色少华、消渴羸瘦、形体消瘦、糖尿病、肝病等。

山药兔肉滋补汤

原料：兔腿肉 500 克,山药 250 克,生姜 20 克。

调料：猪油 10 克,料酒 20 克,精盐、味精各少许。

制法：(1) 将兔肉洗净,以温水下兔肉块煮至水开,把兔肉盛出用凉水冲洗干净,捞起沥干,顺着纤维纹路切成小块;山药洗净、去皮,切成滚切块;生姜去皮、洗净,用刀拍一下;备用。

(2) 把兔肉块放入锅内,倒入适量清水,放入猪油、生姜、料酒,先用大火烧沸后,再用文火炖 1 小时,放入山药块,用小火煮至熟软,加入精盐、味精调好口味,即可上菜。

特点：清香汤浓,鲜嫩可口。

功效：滋阴益肾,健脾益气,清热凉血。

适应证：脾胃虚弱、食少纳呆、营养不良、阴液不足、烦渴多饮、消渴羸瘦、糖尿病、肝病及其他代谢障碍疾病等。

兔肉康复食疗妙方

方一

适应证：夜盲症。

妙方：新鲜兔肝 2 个,生姜 2 片,香葱末 5 克,精盐、味精各少许。

用法：将兔肝洗净,切成小薄片,与生姜片、香葱末、精盐、味精一起放入碗内,用大火隔水炖至熟软,即可服用。

服用：每日 1 剂,分 2 次温食。

功效：补肝明目,养血益气。

方二

适应证：肝肾虚亏所致的视力减退、肝虚头晕目眩及小儿角膜软化。

妙方：新鲜兔肝 2 个,生姜 3 片,香葱末 10 克,大米 50 克,精盐、味精各适量。

用法：将兔肝洗净,切成小薄片,大米淘洗干净,与生姜一起放入锅内,倒入适量清水,用文火煮至肝熟粥稠,加入精盐、味精调好口味,撒上香葱末,即可服用。

服用：每日 1 剂,分 2 次温食。

功效：养血补肝,益肾明目。

方三

适应证：消渴羸瘦、糖尿病。

妙方：兔肉 1 只,调料少许。

用法：将兔肉洗净,切成中块,放入锅内,倒入适量清水,用文火煮至熟软汤浓,加入精盐、味精调好口味,即可服用。

服用：每周 1 剂,分多次温食,于口渴时服用。

功效：滋阴益气,润燥止渴。

方四

适应证：头晕心悸、面色少华、神疲乏力、脾虚气弱等。

妙方：兔肉 200 克,淮山药 50 克,枸杞 25 克,党参 18 克,黄芪 15 克,大枣 12 枚。

用法：将兔肉洗净,切成小块,与淮山药、枸杞、党参、黄芪、大枣一起放入锅内,倒入适量清水,用文火煮至熟软汤浓,即可服用。

服用：每日 1 剂,分 2 次喝汤吃肉。可加入精盐、味精调味。

功效：健脾益胃,滋阴益气。

方五

适应证：病后体弱、过敏性紫癜等。

妙方：兔肉 350 克，红枣 25 枚，调料少许。

用法：将兔肉洗净，切成中块，红枣洗净，一起放入锅内，倒入适量清水，用文
　　　火煮至熟软汤浓，加入精盐、味精调好口味，即可服用。

服用：每日 1 剂，分 2 次当菜汤温食。

功效：补中益气，滋阴养血。

方六

适应证：肺癌放疗期间痰中带血丝患者。

妙方：兔肉 250 克，百合 50 克，三七 15 克，调料少许。

用法：将兔肉洗净，切成小块，百合洗净，与三七一起放入锅内，倒入适量清
　　　水，用文火煮至熟软汤浓，加入精盐、味精调好口味，即可服用。

服用：每日 1 剂，分 2 次服用，喝汤吃肉。

功效：滋阴润燥，清热解毒，益气养肺。